‘코로나 블루’ 긴급 처방전

정신과 의사가 권하는 ‘코로나 시대, 내 마음 지키는 법’

'코로나 블루' 긴급 처방전

정신과 의사가 권하는 '코로나 시대, 내 마음 지키는 법'

Urgent Prescription
for 'Corona blue'

| 김영화 지음 |

차례

지은이의 말

"열이 나고 기침이 나는데 코로나19 증상이 아닌지 불안하다."
"나도 코로나19에 감염되지 않았는지 무섭다."
"집 밖에 나가도 마음이 편치 못하고 사람들을 만나기가 무섭다."

이와 같은 증상을 호소하는 사람이 많아지고 있다. 코로나 사태로 많은 사람들이 폭풍해일처럼 마음을 덮치는 위험을 느끼고 있는 것이다. 매시간 뉴스에서 확진자 수를 확인하고 자신도 곧 확진자가 될지도 모른다는 불안감에 일이 손에 잡히지 않을 뿐 아니라 갑자기 '코로나에 걸려서 죽으면 어쩌지?' 하는 불안감이 엄습하기도 한다.

평소에도 손을 자주 씻고 다녔던 사람들은 최근에는 피가 날 정도로 손을 너무 많이 씻는 버릇이 생기거나, 걱정이 많은 사람들, 특히 자신의 건강을 염려하는 사람들은 '코로나염려증'에 빠져 작은 증상에도 코로나에 감염되었다는 '상상 코로나'에 시달리기도 한다.

현대에 이르러 의학과 공중보건의 혁신적인 발달로 우리는 모든 감염병을 정복했다고 믿어왔다. 그러나 이번 코로나 사태로 이런 믿음이 착각이었다는 것을 모두가 알게 되었다.

2021년 현재 미국에서는 코로나로 인한 사망자가 제2차 세계대전으로 전사한 미군 희생자 수를 뛰어넘어 두 배 가까이에 이르고 있다.

과학자들은 미래에는 코로나19에서 또다시 모습을 바꾼 새로운 전염병이 더 자주, 더 많은 지역으로 찾아올 수 있다고 예견한다. 이러한 미래에 대한 불확실성은 우리를 더욱 불안하고 우울하게 만든다.

코로나 사태는 정신 건강뿐 아니라 우리 사회 전반에 심각한 위협이 되고 있다. 코로나 사태가 진정된다고 해도 예기치 못한 감염으로 인한 위협적인 경험은 트라우마로 남아, 정신적인 후유증은 앞으로 상당 기간 지속될 것이다.

나는 이 책을 통해 코로나 사태가 정신적인 위협이 되어 일어나는 여러 불안 반응과 '코로나 블루'를 스스로 조절할 수 있는 방법을 보여주고자 한다.

영적인 근육이라 불리는 횡격막을 이용한 깊은 호흡(단전호흡)을 하면 신체뿐 아니라 마음에도 많은 변화가 일어난다. 이 호흡법은 숨을 깊이 들이마신 후 5초간 참았다가 다시 숨을 내쉬는 호흡으로, 『해리 포터』 시리즈의 저자 조앤 롤링이 코로나 의심 증상에서 건강을 회복했다고 밝혀 '마법의 호흡법'이라 불리고 있다.

이 외에도 '화병'을 치료하는 근육 이완 스트레칭과 우울증 환자들이 보이는 부정적인 생각 습관을 긍정적으로 바꾸는 방법도 소개한다.

이 책에서 소개하는 호흡법과 근육 이완 스트레칭, 걷기 명상, '상상하면 이루어진다'는 원리로 불안장애를 치료하는 심상요법 등은 코로나 스트레스에 시달리고 있는 우리 모두의 정신 건강을 지키고 평안을 유지하는 데 도움이 되는 방법들이다.

이 책에 실린 일부 내용은 필자의 저서 『6주 만에 끝내는 공황장애 치유법』에 실린 내용을 수정·보완해 사용했다. 관련 내용의 사용을 허락해 준 메이트북스에 감사드린다.

제대로 숨 쉬고, 몸을 움직이고, 걷는 것이 이 책에서 소개하는 '코로나 블루'를 이기는 긴급 처방전이다. 독자들이 자신의 불안과 우울을 효과적으로 다룰 수 있는 방법을 이 책에서 찾아 마음의 평화를 되찾기를 바란다.

2021년 4월
김영화

1장

코로나로
모든 것을 잃은 것 같고
아무런 의욕이 없어요

'코로나 블루'와 '코로나 우울증'

'코로나 블루Corona blue'란 무슨 뜻일까? 코로나 블루란 코로나19와 우울감blue이 합쳐진 말이다. 코로나바이러스의 확산으로 많은 사람들의 일상에 큰 변화가 닥치면서 생긴 우울감이나 무기력감을 뜻한다. 정확한 의학용어는 아니다. '출산 후 우울감postpartum blue'에서 빌려온 신조어라 할 수 있다.

'코로나 블루'에 굳이 정신과 병명을 붙인다면 기분부전장애라고 할 수 있다. 기분부전장애는 우울증보다 약하게 나타나는 증상이다. 비유하자면 기분부전장애는 약간의 미열과 가벼운 두통을 동반한 만성 감기라고 할 수 있고, 우울증은 바이러스에 완전히 감염되어 항생제 치료가 필요한 폐렴이라고 할 수 있을 것이다.

기분부전장애는 우울증으로 넘어가는 징검다리이다. 따라서 만약 '코로나 블루'를 지속적으로 느낀다면 병적인 우울증에 걸릴 확률이 높다고 보아야 한다. 기분부전장애가 지속되어 심한 우울증으로 진행되지 않도록 조심해야 한다.

조사에 따르면 코로나바이러스 감염으로 인한 후유증은 65세 이상의 연령에서는 신체적인 후유증이 심한 반면, 정신적인 트라우마는 청소년과 20~30대의 청년에게 더 심한 것으로 나타났다. 그렇다면 우리는 10년 뒤 또는 20년 뒤에 코로나19 경험을 어떻게 기억하게 될까? 사람들 마음에 트라우마를 남기지 않으려면 지금 어떤 준비를 해야 할까?

우리 모두가 코로나바이러스로 인한 정신적인 위험에 노출되어 있다. 그중에서도 코로나19에 가장 취약한 사람들은 다음과 같은 집단의 사람들이다. 따라서 이들의 정신 건강을 위해서는 주변의 특별한 관심과 도움이 필요하다.

- 등교 금지와 학교 급식 중단에 영향을 받는 어린이들.
- 기저질환이 있거나 혼자 지내는 노인들.
- 우울증이나 불안증 등을 앓고 있는 사람들.
- 의료 현장에서 진료하는 의료진들.
- 학습장애가 있는 아이들.
- 소득이 불안정한 저임금노동자들.

'코로나 블루' 예방하기 위해서는

① 코로나 블루에 시달리지 않는지 자기 자신을 돌아본다

아이들은 갑자기 등교가 중단되어 원격 수업을 받게 되고, 부모들은 재택근무를 하게 되면서 생긴 일상의 변화는 사람들에게 큰 스트레스가 된다.

자신이 코로나 사태를 어떻게 받아들이고 있는지 주변 사람들과 대화를 통해 알아본다. 잘못된 정보를 접하고 지나치게 불안해하는 건 아닌지 자신을 돌아보아야 한다. 자신의 감정을 잘 알아차리거나 표현하는 것을 어려워하는 사람들도 있다. 이런 경우에는 감정 변화보다는 몸이 이유 없이 아프거나 잠을 잘 못 드는 불면증으로 불안 증상이 나타날 수 있다.

② 우리가 느끼는 불안은 지극히 정상적인 것임을 인정한다

적당한 불안감은 위협이나 위험으로부터 우리 자신을 보호하는 감정이다. 하지만 지나친 걱정이나 두려움으로 생긴 '코로나 블루'가 심각한 우울증으로 악화될 우려도 있다. 따라서 자신의 정신 건강 상태를 주기적으로 점검하고 관심을 기울여야 한다.

③ 자신이 할 수 있는 일을 찾아서 한다

국가적 재난 상황에서 사람들은 자신이 할 수 없는 일이 더 많다는 생각 때문에 무력감에 빠져들기 쉽다. 어려운 상황에 처할수록 자신이 할 수 있는 일과 할 수 없는 일을 구분해야 한다. 좋아하는 영화를 본다거나 책을 읽는 등 자신이 할 수 있는 일을 하며 바쁘게 지내는 것도 무력감을 떨쳐내는 방법이다.

④ 사람들과 소통할 수 있는 새로운 방법을 찾는다

사회적 거리 두기 유지로 사람들을 대면하지 못해 답답함을 느끼는 사람들은 영상통화나 문자, 이메일이나 SNS을 이용해 적극적으로 사람들과 교류하는 방법을 찾아야 한다. 친구나 친척과 꾸준히 연락을 취해서 고립감을 느끼지 않도록 한다. 다만 코로나 관련 정보에 지나치게 노출되는 것은 오히려 불안감을 조장하므로, 친구들과 대화할 때 코로나에 대해 검증되지 않은 너무 많은 정보를 나누는 것은 피해야 한다.

⑤ 생활계획표를 만들어 규칙적인 하루를 보낸다

일정한 시간에 일어나 규칙적인 생활을 하고 정해진 시간에 잠자리에 드는 것도 중요하다. 일상의 루틴은 우리에게 큰 안정감을 준다. 설사 매일 출근하지 않더라도 규칙적이고 계획적인 하루 일과표를 만들어 지키도록 한다.

　가족과 지내는 시간이 많아지면서 불필요한 간섭이 잦아져 갈등이 일어나기도 한다. 따라서 가족 간에 심리적 안전거리를 유지하고 서로 잔소리나 불필요한 간섭을 피해야 한다.

⑥ 가벼운 운동이나 산책으로 몸과 정신의 활력을 유지한다

시간을 내어 신체 활동을 매일 하는 것도 중요하다. 한적한 장소에서 산책을 하거나 달리기를 할 수도 있고, 집에서 혼자 운동하는 것도 좋은 방법이다. 가능하면 햇빛에 노출해 운동한다. 규칙적인 식사와 충분한 수면, 적당한 운동은 면역력 강화에 도움이 된다.

⑦ 가짜 뉴스에 노출되지 않도록 주의한다

많은 사람들이 코로나에 관한 과도한 뉴스와 잘못된 정보 때문에 혼란을 겪고 있다. 실제로 감염자 수가 더 많다거나 어느 집단이 바이러스를 유행시켰다거나 하는 가짜 뉴스를 자주 접하는 것은 피해 의식과 공포심만 자극할 뿐이다. 백신도 무용하다는 등의 뉴스도 두려움을 일으키는 가짜 뉴스다.

또한 자극적인 뉴스 화면에 자주 노출되는 것도 피해야 한다. 하루 한두 번 정도 질병관리청의 보도와 권고 사항을 챙기는 것으로 충분하다. 지나치게 많은 정보를 접하면 불안감만 증폭될 뿐이다.

⑧ 자신에게 집중한다

코로나 사태로 인해 변화된 생활환경으로 여러 사람과 어울리는 것보다 혼자 지내는 시간이 더 많아졌다. 따라서 자신을 온전히 마주하고 혼자서도 시간을 잘 보낼 수 있는 방법을 찾아야 한다.

악기를 배우는 등 그동안 시간에 쫓겨 해보지 못한 새로운 취미 생활에 도전해 보거나, 책을 읽는 것도 바람직하다. 온라인상에서

열정적으로 몰입할 수 있는 것을 찾아보는 것도 자신에게 집중하는 것이다. 명상이나 심호흡을 통해 편안한 마음을 느껴보는 것도 혼자 시간을 보내는 좋은 방법이다.

혼자 지내는 동안 자기 자신에게 집중하는 것은 뉴 패러다임에 적응할 준비를 하는 것이기도 하다.

'국민 화병'인 우울증

"가슴이 답답하고 숨쉬기가 어려워요."

"명치 아래 뭔가 들어 있는 것 같아요."

"머리가 여기저기 돌아가면서 쑤시고 아파요."

진료실에서 이렇게 호소하시는 분들이 있다. 이들은 대개 처음에는 다른 과에서 많은 검사를 받고 온 사람들이다. 이들에게는 스트레스장애라는 진단보다는 '화병hwa-byung'이라는 진단이 훨씬 더 와닿는다. 그리고 무엇을 가슴에 쌓아두었는지 풀어내는 대화만으로도 후련해하기도 한다.

우리나라 사람들은 예부터 자신의 감정을 드러내지 않는 것을 미덕으로 여겼다. 그러다 보니 부정적인 감정을 드러내지 못하고 마음에 쌓아두다가 결국 몇 년 뒤 '화병'으로 발전하는 경우가 많다. 화병은 1995년 미국정신의학회에서 한국인에게 나타나는 독특한 정신질환으로 인정하기도 했다.

최근에는 코로나19로 인해 화병이 생겼다고 호소하는 사람들이 많아졌다. 거리 두기에 따른 고립감과 경기침체로 인한 경제적인 어려움, 그리고 한 치 앞을 볼 수 없는 불안한 미래 때문에 국민의 절반 이상이 불안과 분노, 불면의 '국민 화병'에 시달리게 된 것이다.

많은 사람들은 학교나 직장에서 모든 것을 잘해내야 한다는 강박관념과 자기 관리까지 철저히 해야 한다는 강박에 시달리고 있다. 끊임없이 무엇인가를 해야 한다는 압박감과 다른 사람에게 뒤처진다는 생각에 항상 시간에 쫓기고 피곤해한다. 이러한 마음가짐에 최근 코로나 사태로 인한 고립감과 경제적 압박이 더해 국민 화병이 발생할 수 있는 여건이 되고 있다.

우리나라 사람들은 어떤 일이 생기면 항상 최악의 상황을 먼저 생각하는 태도를 보이는데, 이는 근거 없이 현실을 부정적으로 해석한다는 뜻이다. 과거의 잘못을 자꾸 떠올리거나 자신을 가치 없다고 여기거나 미래에는 희망이 없다고 생각하는 사람들도 많다.

이러한 사고 습관은 우리나라가 OECD 국가 중 거의 15년째 자살률 1위인 이유를 설명해 준다. 부정적인 사고 습관은 약물의존이나 알코올의존, 우울과 불안, 자살로 이어질 수 있기 때문이다.

모든 사람들은 '국민 화병'인 우울증을 솔직하게 인정하고 자신이 우울하다는 사실을 주변에 털어놓을 수 있어야 한다. 그리고 전문적인 치료를 받는 것을 주저하지 않아야 한다. 주변에서 우울증 치료에 대해 적극적으로 격려하고 응원하는 인식과 문화를 만드는데 모두 힘을 모아야 한다.

코로나 사태가 시작되면서 A는 급격하게 달라졌다. 말수가 줄었으며 자주 우울해했다. 처음에는 기분이 가라앉는다고 느꼈는데, 이런 기분이 2주 이상 나아지지 않고 더 심해지면서 상담을 하게 된 것이다.

"아침에 눈을 뜨면 더 우울해요. 모든 일에 흥미가 없고 잠을 많이 자도 졸음이 쏟아져요. 입맛이 떨어져서 밥도 안 먹게 되고……."

마음이 극도로 가라앉고 우울하며 슬픈 상태가 계속 이어진다면 이것은 우울증의 신호이다.

우울증은 전 세계에서 가장 흔한 정신질환이다. 누구나 살아가면서 어느 시기에 심각하게 우울해질 수 있다. 우울증은 전 세계적으로 빠른 속도로 증가하여 수십 년 뒤에는 암에 이어 두 번째로 흔한 질병이 될 것이라고 전문가들은 예상한다.

우울한 감정을 최소 2주 이상 보이고, 집중력이 떨어지고, 극심한 피로를 호소하며, 모든 것이 소용없다고 말한다거나 식욕이 떨어져 먹지 않거나 반대로 너무 먹기만 하는 식욕 문제나, 잠만 자거나 혹은 잠을 못 이루는 수면장애를 보인다면 우울증을 의심해야 한다. 이러한 증상이 지속적으로 나타나면 전문적인 도움을 받아야 할 정도로 심각한 상태라고 보아야 한다.

우울증을 알리는 신호들

일상생활에 지장이 있을 정도의 우울감이 2주 이상 지속되거나 다음 증상이 새롭게 나타나면 치료가 필요한 우울증이 아닌지 의심해 보아야 한다. 다음 체크 리스트를 보며 증상이 있는지 직접 체크해 본다.

우울증 체크 리스트

1. 거의 하루 종일 우울한 느낌이 든다 ☐

2. 대부분의 일상생활에서 흥미나 즐거움을 느끼지 못한다 ☐

3. 체중이나 식욕이 증가하거나 감소한다 ☐

4. 잠들기 어렵거나 반대로 지나치게 많이 잔다 ☐

5. 초조하고 안절부절못하거나, 정반대로 축 처지고 늘어진다 ☐

6. 피로해하거나 활기가 없다 ☐

7. 스스로 가치가 없다는 느낌이 들고 과도한 죄책감을 느낀다 ☐

8. 생각하거나 집중하거나 어떤 결정을 내리기가 어렵다 ☐

9. 계속해서 죽음을 생각하고 자살을 시도한 적이 있다 ☐

※ 9개의 항목 중 5개 이상에 해당되며 그 증상이 2주 이상 지속되는 경우는 우울증 가능성이 상당히 높은 상태이므로 전문적인 도움이 필요하다.

코로나 사태로 인한 일상생활의 변화는 많은 사람들에게 고립감과 무력감을 안겨주고 있다. 사람 사이의 직접적인 소통이 제한되고, 홀로 고립되어 주변에 도움을 청할 기회도 얻기 어려워졌다. 평소에도 작은 일에 쉽게 걱정하고 좌절하는 사람들이나 이미 불안증이나 우울장애로 고통받고 있는 사람들은 증상이 더 악화될 수도 있기 때문에 주의해야 한다.

자살 위험 극복하기

IMF 외환위기 사태(1997)가 일어난 지 20여 년이 지났다. 하지만 그때 이후 지금까지 우리나라는 OECD 국가 중 가장 높은 자살률을 보이고 있다. 당시의 트라우마에서 완전히 벗어나지 못했기 때문이다.

마찬가지로 코로나 사태가 진정된다고 해도 예기치 못한 집단감염에 대한 위협적인 경험은 트라우마로 남게 된다.

필자는 지금까지 수년간 강동구 자살예방협의회에서 일하고 있다. 자살예방협의회는 자살률을 낮추기 위해 강동구 내 각 분야의 사람들이 모여 대책을 세우는 기구다. 협의회 일을 하면서 느낀 점은 사회적 상황이 변하면 극단적인 시도를 하는 사람들 그룹이 달라진다는 점이다.

최근 가장 눈에 띄는 변화는 노인들의 극단적인 선택이 줄었다는 점이다. 독거노인들의 자살은 기초노령연금 도입 후 눈에 띄게 줄어들고 있다. 반면 2018~2019년에는 학교폭력과 따돌림으로 인한 청소년 자살이 늘어났고, '빈 둥지 증후군'(아이들이 다 자라서 부모 품을 떠났을 때 부모가 느끼는 허전함)으로 불리는 50대 이상 여성의 자살 위험이 높게 나타났다.

또한 2018~2019년에는 유난히 연예인들의 자살이 많았다. 이 때문에 젊은 여성들이 유명인의 자살을 모방하여 극단적 선택을 하는 경우도 늘어났다. 이를 '베르테르 효과'(괴테의 『젊은 베르테르의 슬픔』을 읽고, 유럽 전역에서 소설의 주인공 베르테르처럼 권총으로 자살하는 사건이 늘어난 것)라고 한다.

코로나 사태를 한창 겪고 있던 2020년 전반기에는 20~30대 여성의 자살 시도자가 늘었다. 이것은 비정규직으로 일하는 1인 가구 여성들이 자살의 고위험군이 되고 있다는 사실을 보여준다. 젊은이들이 전화로 상담할 때 "아무것도 하고 싶지 않다", "죽고 싶다", "삶의 의지가 없다"라는 등 자포자기 표현이 늘고 있는 것도 문제다. 국민 전체의 우울감도 급증하고 있는 것으로 나타났다. 특히 30대 여성의 우울감 증가율이 가장 높게 나타났다.

우울증과 관련된 과민성은 때로 엉뚱하고 폭력적인 행동으로 나타날 수도 있다. 우울감이 좌절과 분노로 이어지면 사소한 일에도 쉽게 화를 내고 공격적인 행동이 나타날 수 있다. 우울증이 좌절을 낳고 좌절감이 분노로 발전하는 것이다. 이 분노가 외부로 향하면 타인의 향한 폭력적인 행동이 되고 자신에게 향하면 극단적인 선택인 자살 시도로 이어지는 것이다.

코로나 이후 '극단적 선택' 생각하는 사람들

1980년대까지만 해도 OECD 국가 중 자살률이 가장 높은 국가는
핀란드였다. 이에 핀란드 정부는 '심리적 부검'을 실시하여 자살률
을 크게 낮추는 데 성공했다. 심리적 부검이란 극단적인 선택을 한
경우, 사후에 그러한 선택을 한 이유를 찾고 이에 맞춰 자살 예방
프로그램을 시행하는 것이다.

　이 핀란드식 해법에서 가장 중요한 것은 우울증 환자들을 조기
에 발견해 치료한 것이다. 그 결과 자살률이 크게 낮아졌다. 이처
럼 우울증 치료가 자살을 예방하는 데 가장 중요한 일이라는 것을
핀란드의 사례를 통해 알 수 있다.

　높은 자살률로 유명한 일본도 정부 주도로 2001년부터 자살자
사후 조사를 근거로 자살 예방에 나서면서 자살률을 낮추고 있다.
이처럼 자살률이 한때 높았다가 낮아지는 나라의 공통점은 자살자
사후 조사인 심리적 부검을 통해 예방 대책을 마련했다는 것이다.

누군가 '죽고 싶다'고 말할 때

어떤 이유에서건 "죽고 싶다"라고 말하는 것은 비정상적이므로 우
울증을 의심해야 한다. 실제로 우울한 사람들은 자살 시도를 하기
전에 "죽고 싶다"라고 말하는 경우가 흔하기 때문이다.

자살로 인한 사망은 우리나라 전체 사망원인 중 4위다. 특히 청소년의 경우, 자살이 사망원인 중 1위를 차지한다. 한국 청소년 중 9%가 일생 동안 한 번의 자살을 기도한다. 많은 자살 사고가 다른 사고로 판명되기 때문에, 실제 자살 사고는 더 많다고 볼 수 있다. 대개 50번의 자살 기도를 한 후에 자살에 성공하는 경우가 많으며, 여학생이 훨씬 더 많은 자살 시도를 하지만 실제로 자살 성공률은 남학생들에게서 높게 나타난다.

어떠한 경우든 현재 자살을 실행하려고 하는 위험의 정도를 아는 것이 가장 중요하고, 필요한 경우에는 정신과에 응급 입원을 고려해야 한다. 자살 시도 후 안정되어 보인다고 해서 안심해서는 절대 안 된다. 자살을 시도한 경우, 다시 시도하는 경향이 높기 때문에 반드시 주의해서 살펴야 한다. 자살은 우울증과 명백히 관련이 있으며 우울증 환자들이 자살할 확률은 다른 사람보다 아홉 배 정도 높기 때문에 이에 대한 전문적인 치료가 반드시 필요하다.

주변 사람들은 가족이나 친구가 우울해하거나 자살에 대해 이야기하는 것을 심각하게 받아들여야 한다. 모든 것이 괜찮아질 거라고 말하면서 우울한 감정을 무시해서는 안 된다. 비판적이거나 무시하는 태도를 보여서도 안 된다. 그리고 상대방이 극심히 우울해할 경우에는 혹시 자살할 계획이 있는지 넌지시 떠볼 수 있는 질문을 직접 해보아야 한다. 대개 자살을 시도하는 사람들은 자신의 자살 계획을 사람들에게 말하고 다니는 경우가 많기 때문이다.

이러한 주변의 관심과 도움은 자살 예방에 필수적이다. 누군가

죽고 싶다고 말할 때 주변에서 얘기를 들어주고 정서적으로 지지해주는 것만으로도 극단적 선택을 막을 수 있기 때문이다.

자살 가능성을 알리는 신호들

- 자살이나 죽음에 대해 이야기한다.
- 어딘가로 떠나는 것에 대해 이야기한다.
- 무력감이나 죄책감에 대해 이야기한다.
- 알코올의존, 약물의존, 자해 등 자신을 해치는 행동을 계속한다.
- 자살 계획에 대해 말한다.

주위 사람들이 도와주는 방법

- 우울증 증상에 대해 비난하지 않는다.
- 우울증의 어려움을 충분히 들어주고 이해와 공감을 하되, 섣부른 충고는 하지 않는다.
- 여러 가지 활동에 참여를 권하되, 조급하게 강요하지 않는다.
- 자살에 대해 반복해서 말할 때는 반드시 전문적인 치료를 받도록 권한다.

자살의 위험에서 벗어나기 위한 마음가짐

- 현재 자신의 모습 그대로를 인정하고 수용한다.
- 자신의 장점을 매일 생각하고 스스로에게 말한다.
- 지난 일 중 성공했다고 느끼는 경험을 되새겨 본다.
- 우울증 증상에 대해 스스로 비난하지 않는다.
- 우울증이란 시간을 두고 치료를 받고 또 주위에 도움을 청하면 분명히 낫는 병임을 명심한다.
- 어려움을 충분히 들어주고 이해하고 공감할 수 있는 사람을 찾는다.

아이들의 코로나 블루 대처법

코로나 사태를 겪고 있는 아이들을 '잃어버린 세대Lost Generation'라고 표현하기도 한다. 원래 이 말은 제1차 세계대전으로 피해를 입은 세대(1883~1900년생)를 지칭하는 것이었다. 하지만 이제 코로나 사태로 '많은 것을 잃을 수 있는' 또 다른 세대가 등장했다는 취지로 쓰이고 있다.

우선 학생들은 등교를 꾸준히 하지 못해 학습 부진이 우려된다. 학생들에게 가장 안전한 곳으로 여겨진 학교가 문을 닫으니 학교 급식 중단에 영향을 받는 아이들도 가장 취약한 집단이 된다. 특히 학습장애가 있는 아이들은 등교 중단으로 학습에 어려움을 겪을 수 있다.

아이들은 65세 이상의 고령층에 비해 신체적인 증상이 적게 나타나고 코로나바이러스에도 덜 민감하다. 반면 정신적인 트라우마는 아동과 청소년들에게 더 심하게 나타날 수 있다. '코로나 세대' 또는 '잃어버린 세대'로 불리는 지금의 아이들은 훗날 코로나19 경험을 어떻게 기억하게 될까? 아이들 마음에 트라우마를 남기지 않으려면 지금 어떻게 도와주어야 할까?

아직 미숙하고 성장과 학습을 위해 주변의 도움이 절실한 아이들이 전염병유행 시기에 더 큰 영향을 받는 것은 당연한 일이다. 코로나19가 아이들의 정신 건강에 어떤 영향을 끼치고 있는지, 그리고 가정과 학교에서 아이들을 어떻게 도와주어야 하는지 살펴보기로 하자.

코로나19는 아이들에게 어떤 영향을 끼치는가

팬데믹pandemic의 영향으로 아이들이 학교에 등교하지 않고, 부모의 직장생활에 생긴 변화는 아이들에게 큰 생활의 변화를 일으킨다. 이러한 일상생활의 변화는 아이들에게 큰 혼란을 줄 수 있다. 제시간에 일어나서 주어진 하루의 일과를 시간에 맞추어 하는 매일매일의 생활은 우리 모두에게 마음의 안정을 준다. 이런 일상이 하루아침에 달라지면 당연히 여기던 일상의 안정감과 편안함이 위협을 받게 된다. 보고 싶은 친구와 친척을 자주 만나지 못하게 된 상황도 아이들에게는 큰 스트레스가 된다.

어떤 아이들이 더 취약한가

코로나 사태에 정신적인 충격을 더 크게 받는 아이들이 있다.

- 평소에 불안 감수성이 높거나 사소한 것에도 걱정이 많은 아이들.
- 스트레스를 받으면 '머리가 아프다', '배가 아프다'고 하며 건강염려증 성향을 보이는 아이들.
- 친구를 잘 사귀지 못하거나 외로움을 잘 느끼는 아이들.
- 손을 자주 씻고 청결에 강박적으로 신경 쓰는 아이들.
- 이전에 공포스러운 경험을 했거나 트라우마를 겪은 아이들.
- 학습에 흥미가 없는 아이들은 원격 수업으로 학업에 흥미를 잃고, 앞으로도 심각한 학력 저하가 우려됨.

아이들이 코로나로 받는 스트레스를 줄여주려면 부모들은 어떻게 해야 하나

① 가장 먼저 아이들과 현재 사태에 대해 이야기를 나눈다

갑자기 등교가 중단되고 원격 수업을 받게 된 것, 친구들과 만나서 충분히 놀 수 없게 된 것을 아이들이 어떻게 받아들이고 있는지 알아본다. 아이들의 눈높이에 맞추어 반복해서 현 상황에 대해 이야기해 주어야 한다. 잘못된 정보를 접하고 불안해하는 건 아닌지 편안한 분위기에서 대화를 나눠야 한다.

만약 잘못된 생각을 하고 있다면 대화를 통해 바꾸어야 한다. 아이들은 자신의 감정을 잘 알아차리거나 표현하는 것이 어렵기 때문에 새로운 버릇이 생기거나 잠을 잘 못 들거나 하는 불안 증상이 나타나는지 살펴보아야 한다.

② 코로나바이러스에 대해 이해시킨다

아이들에게 코로나바이러스를 그려보라고 하면 대개 귀신 형상의 괴물을 그린다. 아이들에게 코로나바이러스는 꿈속에 나타나 자신을 위협하는 괴물과 같은 것이다. 코로나바이러스는 괴물이 아니라 눈에 보이지 않는 세균이며, 손을 잘 씻고 마스크를 하고 다니면 우리 몸에 들어오지 않는다는 것을 알려주어야 한다. 감염이 된 사람들도 코로나바이러스에 대해 잘 알고 있는 전문 의료진들에 의해 병원에서 잘 치료받고 있다고 말해주어 아이들을 안심시킨다.

③ 긍정적인 면에 초점을 맞추어 대화한다

손을 자주 씻고 외출을 삼가고 마스크를 하고 다니는 이유는 코로나바이러스가 무서워서라기보다는 가족과 다른 사람들의 건강을 지키기 위해서이며, 이런 좋은 습관으로 몸이 더 건강해진다고 말해준다. 사실 마스크의 위력은 대단하다. 마스크 착용이 일반화되면서 감기로 이비인후과나 소아과를 찾는 환자 수가 50% 이상 감소한 것을 보아도 알 수 있다.

④ 생활계획표를 함께 만들어 규칙적인 하루를 보낸다

일정한 시간에 일어나 규칙적인 생활을 하고 정해진 시간에 잠자리에 드는 것도 중요하다. 일상의 루틴은 아이들에게 큰 안정감을 준다. 학교에 매일 등교하지 않더라도 규칙적이고 계획적인 하루 일과표를 만들어 지키도록 한다. 이를 위해서는 우선 부모가 정해진 시간에 따라 행동하며 모범을 보여야 한다. 규칙적인 식사와 충분한 수면, 적당한 운동은 면역력 강화에 도움이 된다.

⑤ 부모 자신이 불안하고 우울하지 않은지 자신을 돌아본다

사실 아이들이 느끼는 불안의 상당 부분은 주위 어른들의 불안이 전염된 것이다. 부모가 코로나에 대해 지나치게 불안해하면 아이들에게도 영향을 미친다. 아이들이 손 씻기나 마스크 쓰기를 제대로 하지 않은 경우, 그 실수에 대해 마치 감염이라도 될 것처럼 반응하는 것은 아이들에게 불안감을 불러일으킨다. 아이들이 위기 상황에 어떻게 반응하는지는 사실 부모의 행동을 모방하는 것이다. 따라서 부모는 자신의 행동이 아이들에게 거울이 된다는 것을 항상 알고 있어야 한다.

⑥ 아이들의 불안 증상을 살펴본다

아이들은 불안하면 퇴행하는 모습을 보인다. 이전에는 의젓하게 행동하던 아이가 떼를 쓰거나 밤에 소변을 잘 가리던 아이가 다시 가리지 못하는 행동이 나타날 수 있다. 고집이 더 세지거나 사소한 일

에도 불평이나 불만이 늘어난다면 이는 불안하다는 증거로 보아야
한다. 이때 아이에게 화를 내면 아이는 자신의 감정을 억누르게 되
고, 우울증으로 발전할 수도 있다.

⑦ 아이들이 다음과 같은 모습을 보이면 우울증을 의심해야 한다

- 안절부절못한다.
- 그동안 잘해오던 일에 흥미를 잃는다.
- 너무 많이 먹거나 전혀 먹지 않는 등 식욕에 변화가 온다.
- '나는 나쁜 사람이야', '나는 잘하는 게 없어'라는 말을 자주 한다.
- 행동이 느려지고 굼떠 보인다.

⑧ 아이들이 학습 부진을 겪지 않도록 대비한다

유네스코에 따르면 아이들이 학교를 두 달만 안 다녀도 그동안 쌓
아온 학업성취도의 25%가 사라진다고 한다. 학교 현장에서는 성적
이 중간층인 아이들의 학습 부진을 염려하는 목소리가 커지고 있
다. 학교에 등교해서 직접 교육을 받지 않는 것은 아이들의 학습 부
진뿐 아니라 성인이 된 이후에도 인지력과 사고력에 악영향을 끼칠
수 있다.

따라서 화상수업만으로 부족한 학업을 어떻게 보충해야 할지 아
이와 의논해야 한다. 함께 도서 목록을 만들거나 자신이 흥미를 느
끼는 과목을 깊이 있게 공부하는 등 여러 방법을 두고 아이와 대화
할 필요가 있다. 부모도 함께 참여하여 아이가 공부 계획을 실행하

도록 돕는다.

⑨ 인터넷과 스마트폰 사용 시간을 정한다.

아이들이 집에서 지내는 시간이 많다 보니 스마트폰 사용 시간과 게임하는 시간이 늘고 있다. 게임중독을 걱정할 정도로 게임에 매달리는 아이들도 늘어나고 있다. 따라서 스마트폰 사용 시간과 게임하는 시간을 미리 정해두어야 한다. 하루에 몇 시간을 할지 아이와 의논해서 정한다. 주당 9시간이 넘으면 게임중독에 빠질 위험이 높아진다. 부모는 아이와 의논하여 정해진 시간을 꼭 지키도록 해야 한다.

아이들이 게임은 얼마나 자주 하느냐를 감독할 책임은 보호자에게 있다. 그리고 부모는 아이들이 어떤 게임을 하는지도 꼭 들여다봐야 한다. 폭력적이고 선정적인 장면이 나오는 게임을 많이 하면 폭력적·성적 행동을 모방하게 되기 때문이다.

2장

코로나에
감염될까 봐
두려워요

스트레스와 불안

스트레스란 무엇일까? 스트레스는 현대인에게 무척 익숙한 말이다. 스트레스란 말은 원래 물리학에서 전해온 말이다. 건물은 눈에 보이지 않는 하중을 받아 오랜 시간이 지나면 무너지기도 한다. 이때 서서히 가해지는 물리적인 마찰과 압력을 스트레스라고 한다.

사람의 몸도 눈에 보이지 않는 서서히 가해지는 압력, 즉 스트레스 때문에 만성질환에 시달리게 된다. 많은 질병의 원인이 스트레스 때문이라는 사실이 밝혀진 것도 불과 몇십 년 전의 일이다. 지금 우리는 '스트레스가 너무 오래 지속되면 몸과 마음이 병든다'는 사실을 상식적으로 잘 알고 있다.

사람들이 살아가면서 부딪힐 수 있는 가장 큰 스트레스 중 하나는 예기치 못한 상황에서 갑작스럽게 신체적인 위기에 처하는 것이다. 우리는 의학과 공중보건의 혁신적인 발달로 모든 감염병을 이미 정복했다고 믿어왔다. 하지만 이번 코로나 사태로 인한 공중보건의 위기는 우리에게 큰 스트레스가 되고 있다.

1918년 한 해 동안 감기(스페인 독감)로 인해 전 세계에서 5000만 명이 사망했는데, 이 사망자 수는 제1차 세계대전의 사망자 수보다 세 배나 많았다. 하지만 우리는 이러한 사실도 모두 옛일로 치부하고 있었다. 감염병으로 인해 또다시 세상에 재앙이 찾아오는 일은 당연히 생기지 않을 것으로 여기고 있다가 코로나바이러스로 인해 지구 곳곳에서 일어나는 일들을 지켜보면서 많은 사람들이 불안에 빠지게 된 것이다.

과학자들은 미래에는 코로나19에서 또다시 모습을 바꾼 새로운 전염병이 더 자주, 더 많은 지역으로 찾아올 수 있다고 예견하고 있다. 이와 같은 미래에 대한 불확실성은 우리를 더욱 불안하게 만든다.

한국인의 스트레스

우리나라 사람들이 가장 많이 사용하는 외래어는 '스트레스'다. 그만큼 많은 사람들이 스트레스에 시달리고 있다는 증거일 것이다. 문제는 스트레스가 우리 몸의 면역체계를 무너뜨려 암을 비롯한 각종 질환을 야기한다는 것이다. 내과를 찾는 환자들의 70%가 스트레스가 원인이라고 할 정도이다.

2000년 이후 현재까지 한국인의 사망원인 1위는 암이고, 2위는 뇌혈관질환, 3위는 심장병이다. 이 세 가지 질병과 자살은 한국인의 4대 사망원인이기도 하다. 암과 심장병, 뇌혈관질환은 걱정이라는 스트레스가 하루하루 쌓여 손상이 몸에 천천히 축적되어 생기는 병이다. 대표적인 스트레스질환인 불면증도 최근 5년 사이에 거의 두 배가 증가했다.

공황장애를 비롯한 불안증도 현대인의 대표적인 스트레스질환이다. 또한 스트레스는 불안장애, 우울증 등 정신질환은 물론이고, 심장병 발병 확률을 최대 일곱 배 높인다. 돌연사할 확률도 70%p 증가시키는 것으로 조사됐다.

토머스 홈스Thomas Holmes가 개발한 '스트레스 지수'를 우리나라 문화에 맞추어 새롭게 개발한 스트레스 지수가 있다. 이에 따라 우리나라 사람들에게 스트레스가 가장 큰 순서대로 나열하면 다음과 같다.

1위: 자식 사망	6위: 배우자 외도
2위: 배우자 사망	7위: 별거 후 재결합
3위: 부모 사망	8위: 부모의 이혼 및 재혼
4위: 이혼	9위: 별거
5위: 형제자매 사망	10위: 해고 및 파면

우리나라 사람들은 대부분 인간관계나 가족관계에서 비롯된 스트레스를 많이 받고 있는 것으로 나타났다. 1위부터 6위까지는 사랑하는 사람과의 관계 단절이다. 즉 가족 중심적이고 관계 중심적

인 생활환경에서 심한 스트레스를 받고 있다는 것을 알 수 있다.

스트레스는 행복을 저해하는 가장 주된 요인이다. 한국인의 스트레스 지수는 평균 86%로 상당히 높게 나타난다. 일과 경제적인 문제로 많은 사람들이 스트레스에 시달리고 있다. 사람들은 시간에 쫓기고 다른 사람과 비교하며 상대적으로 불행하다고 느낀다. 세상이 어떻게 바뀔지 모른다는 두려움과 고독, 외로움도 스트레스가 되고 있다. 자신이 스트레스를 잘 다루고 있다고 대답하는 사람은 잘 다루지 못한다고 대답한 사람의 3분의 1 정도이다.

우리나라는 OECD 가입국 중 15년째 자살률 1위를 차지하고 있다(2017년 제외). 낮은 웰빙 지수와 높은 스트레스 지수는 사람들이 행복하지 못하다고 여기는 증거다. 자신을 억압하고 감정 표현을 제대로 하지 못하는 부정적인 사고 습관은 불안장애를 일으킨다. 상대적인 박탈감을 느끼고 사회환경 변화에 적응하기 어려워 우울해하는 사람도 많아지고 있다. 반면 정신과 치료에 대한 편견으로 우울증 치료는 제대로 이루어지지 않고 있다.

극심한 불안감이 오래 지속될 경우 결국 뇌 기능 이상을 일으키게 된다. 특히 대뇌에 신경전달물질의 신경전달 체계 기능의 이상을 야기하게 된다. 이러한 신경전달 체계 이상은 2차적으로 우울증, 약물이나 알코올의존, 불면증 등 다른 문제를 함께 일으킨다. 따라서 우울증을 예방하고 극단적인 선택을 막기 위해 불안장애를 조기에 발견·치료하는 것이 매우 중요하다.

코로나 불안장애

A는 최근에 잔기침을 자주 하고, 가슴에 답답함을 느껴 내과에 가서 진료를 받았지만 뚜렷한 원인을 찾지 못했다.

'혹시 코로나에 감염된 것은 아닐까?' 하는 생각이 들어 결국 코로나 검사를 받았다. 검사에서 음성 판정을 받았지만 기침이 나올 때마다 검사 결과가 잘못된 것이라는 생각을 떨칠 수가 없다. 매시간 뉴스에서 확진자 수를 확인하고 자신도 곧 확진자가 될 것이라는 불안감에 일이 손에 잡히지 않는다.

주부 B는 최근 두통과 어지러움을 느껴 병원을 찾았다. 여러 병원을 찾아 검사를 받았지만 큰 문제가 없다는 말만 듣고 돌아와야 했다. 최근에는 불면증까지 겹쳤다. 결국은 정신건강의학과에서 진료를 받고 자신의 신체 증상이 가족에 대한 걱정 때문이라는 것을 알게 되었다. 남편과 아이들이 코로나에 감염되면 어떻게 하나, 그로 인해 남편이 실직당하면 어떻게 하나, 아이들이 학교에 가지 못하게 되면 어떻게 하나, 이런 걱정이 꼬리에 꼬리를 물고 생겨나 떨쳐버릴 수가 없었기 때문이다.

이처럼 "열이 나고 기침이 나는데 코로나19 증상이 아닌지 불안하다", "나도 코로나19에 걸리지 않았는지 무섭다", "집 밖에 나가면 마음이 편치 않고 사람들을 만나기가 무섭다"라는 등 불안감을 호소하는 사례가 많아지고 있다.

지나치게 걱정이 많으면 불안장애를 의심하라

사람은 누구나 걱정을 한다. 어린 시절에는 어둠과 혼자 지내는 것, 천둥과 번개를 무서워하고, 자라면서는 친구 관계, 외모, 시험 성적을 걱정한다. 어른이 되면 이성 문제와 취업에 대한 걱정이 생긴다. 이러한 걱정과 불안들은 모두 살아가면서 생기는 정상적인 것이다.

반면 불안장애가 있는 사람들이 느끼는 불안의 강도와 지속 시간은 그 상황과 맞지 않는 경우가 많다. 대부분의 사람들은 시험을 앞두면 걱정을 한다. 하지만 불안장애가 있는 이들은 시험을 보기 전에도 걱정하고 시험을 보는 동안에도 걱정을 하고 시험이 끝난 후에도 걱정을 한다. 끊임없이 시험에 대해 걱정을 하고 자신의 성적이 나쁠 것이라고 항상 확신한다.

이렇게 '여러 상황과 활동에 대해 지나치게 비현실적으로 불안해하거나 걱정을 하는 상태'가 6개월 이상 지속되는 경우에는 불안장애를 의심해야 한다. 불안장애를 의심할 수 있는 징후는 다음의 행동으로 나타난다.

- 식욕을 잃어버리고 사소한 일에도 짜증을 낸다.

- 사소한 문제에 대해 예기치 않게 큰 반응을 보인다.

- 장시간 맡은 일에 매달리지만 결국 끝내지 못한다.

- 결과에 만족하지 않고, 맡은 일에 끝까지 전념하지 못한다.

- 가족이나 주변 사람들에 대해 지나치게 걱정한다.

- 새로운 시도를 두려워하고 위험을 감수하려 하지 않는다.

불안하면 머리와 배가 아프다

한국인이 보이는 가장 흔한 불안의 신체 반응은 '소화가 잘 안 되고 배 속이 불편하다'는 것이다. 이런 신체적인 증상 때문에 처음에는 내과를 찾는다. 하지만 병원에서 모든 검사를 받아도 원인을 발견하지 못하기 때문에 마지막으로 정신건강의학과를 찾게 된다. 이때 두통이나 복통과 같은 신체적인 증상을 실제로 느끼지 않는 것이 아니다. 실제로 머리와 배가 아프지만 그 원인이 위나 머리에 있는 것이 아니라 불안으로 인한 스트레스 반응으로 통증이 생기는 것이다.

불안한 사람들은 항상 결과를 걱정하고, 자신이 제대로 하고 있는지 끊임없이 확인하면서도 안심하지 못하는 완벽주의적인 태도를 보인다. 모든 것을 과도하게 걱정하기 때문에 피곤하고 초조해한다. 이들은 대인관계에서 지나치게 신중하고 까다롭고 쓸데없는 요구를 많이 하는 사람으로 여겨지기도 한다. 지나친 완벽주의적인 태도와 자신에 대한 걱정으로 불안이 생기고, 그 불안은 스트레스가 되어 두통과 복통으로 나타나는 것이다.

정상적인 불안과 병적인 불안은
어떻게 다른가?

정상적인 불안과 병적인 불안은 어떻게 구별할까? 누구나 위협적인 상황을 맞닥뜨리면 몸과 마음은 이에 맞설 준비를 한다. 이때 느끼는 불안은 극히 정상적인 불안이다. 오히려 불안하지 않으면 무력감을 느끼고 위기 상황에서 벗어나기 힘들 것이다. 불안은 생존을 위해 꼭 필요한 감정이며 본능적인 것이다. 그러면 우리가 불안에 빠져 있다는 사실을 어떻게 알 수 있을까? 불안에 빠지면 우리 몸은 신체, 생각, 행동의 세 가지 영역에서 다음과 같은 반응을 보인다.

신체에서 일어나는 불안 반응

불안해지면 자율신경계가 신속하게 신체 반응을 일으킨다. 소화불량으로 복통, 설사를 일으키거나 두통, 어지러움, 현기증도 생긴다.

입이 마르고, 근육은 긴장되어 굳어지고, 심장박동수가 높아지고, 혈압이 오르며, 호흡이 가빠지고, 부정맥도 나타난다. 이러한 신체 반응은 불안에 대처하기 위해 몸이 반응하는 것이다.

생각 영역에서 일어나는 불안 반응

불안하면 미래에 일어날 일을 걱정하게 된다. '만약 나에게 어떤 일이 일어나면 어떻게 하지?', '나에게 나쁜 일이 일어나면 큰일인데' 하고 미리 걱정한다. 도둑이 들지 않았는데도 도둑이 들면 어떻게 하나 하고 미리 걱정하는 것이다. '아주 좋지 않은 일이 생길 거야'라는 생각으로 불안해한다. 몸이 조금만 아파도 큰 병에 걸렸다고 걱정하거나 실패나 죽음에 몰입하게 된다. 특히 이전에 불안을 한 번 경험한 사람은 이러한 생각을 더 자주 하게 된다.

행동 영역에서 일어나는 불안 반응

불안해지면 몸이 떨리거나 경련이 일어날 수 있다. 놀라서 꿈짝 못하고 몸이 굳은 상태로 겁에 질린 행동을 보일 수도 있다. 긴장하여 안절부절못하고, 지나치게 놀라거나 짜증과 신경질이 늘어난다.

병적인 불안이란?

우리를 위험에 대비하게 해주는 정상적인 불안과 달리 병적인 불안은 어떻게 구별되는 것일까?

어려운 상황에서 느끼는 불안과 공포는 정상적인 정서 반응이다. 하지만 과도한 불안과 걱정이 장기간 지속되며, 이를 통제하기 어렵고 정신적 고통과 함께 다양한 신체 증상이 나타나면 병적인 불안으로 보아야 한다.

일반적인 불안 반응은 걱정거리가 있을 때 나타나다가 걱정거리가 해결되면 사라진다. 반면 병적인 불안은 주변에 실제적인 위협이 없는데도 나타난다. 문제가 해결된 후에도 계속 불안해하고, 그런 일이 또 생기지 않을까 지나치게 걱정하며 정신적인 고통을 느낀다. 그리고 호흡곤란이나 가슴통증과 같은 다양한 신체적인 불편함이 지속된다. 병원에서 신체통증에 대해 아무 이상이 없다는 진단을 받아도 통증이 사라지지 않는다.

병적인 불안과 연관된 신체 증상 중 우리나라 사람들에게 가장 흔하게 나타나는 증상은 다음과 같다.

- 소화가 안 되고 배 속이 불편하다.
- 현기증을 느낀다.
- 가끔씩 심장이 두근거리고 빨리 뛴다.
- 가끔씩 몸이 저리고 쑤시며, 감각이 마비된 느낌을 받는다.

- 신경과민이 된다.
- 집중력이 떨어지고, 수면장애가 온다.

다음은 일반적인 불안과 관련된 증상들이다. 하지만 이런 증상이 많을수록 불안장애의 위험이 높아진다.

- 나는 실수하지 않을까, 잘못되지 않을까 걱정을 많이 한다.
- 나는 울고 싶고 불행하다고 느낀다.
- 나는 결심하기가 어렵고, 내 문제를 직접 해결하기가 어렵다.
- 나는 집에 있으면 마음이 편치 않고, 가족들에 대해 걱정한다.
- 나는 고민이 많고, 앞으로 일어날지도 모르는 일에 대해 걱정한다.
- 쓸데없는 생각이 나를 괴롭히고, 남이 모르는 두려움이 있다.
- 나는 직장생활에 대해 걱정하고, 남들이 나를 어떻게 생각할지 걱정한다.
- 내 심장이 빨리 뛰는 것을 느낀다.
- 내 손이 땀에 젖고, 배 속에 이상한 느낌이 들 때가 있다.
- 나는 밤에 잠들기가 어렵다.

3장

코로나를
생각하면
숨이 막혀요

코로나가 일으키는 공황장애

몇 년 전 공황장애를 앓았던 A는 그동안 별다른 불편 없이 잘 지냈다. 그런데 최근 코로나 사태로 계속 긴급재난문자를 받으면서 다시 불안이 찾아왔다. 심장이 벌렁거리고 가슴이 두근거리며, 매일 늘어나는 확진자 수를 체크하고 머리도 아파왔다. 갑자기 '코로나에 걸려 죽으면 어쩌지?' 하는 불안감이 엄습해 다시 병원을 찾았다. 병원에서 '공황장애'가 재발했다는 진단을 받았다.

B는 코로나 사태로 외출을 삼가면서부터 집 안에 갇혀 있다는 생각이 들었다. 답답함을 느끼던 차에 어느 날 갑자기 가슴이 두근거리고 호흡이 가빠지면서 죽을 것만 같아 응급실을 찾았다. 모든 신체검사에서 아무런 이상을 발견할 수 없었고 결국 그는 공황장애 진단을 받았다.

엘리베이터 안에 있던 C는 문이 열리고 사람들이 타는 순간 갑자기 숨이 가빠지고 쓰러질 것 같았다. 그 후로는 엘리베이터를 타지 못하고 계단을 이용해야 했다. 사람들이 두세 명만 모여 있어도 답답함을 느껴 일상생활에 지장이 될 정도가 되었다. C는 병원을 찾았고 공황장애 진단을 받았다.

공황장애 병력이 있는 사람들에게 이번 코로나 사태는 심각한 위협이 되고 있다. 호흡곤란은 공황장애 증세 중 하나인데, 마스크를 써야 하다 보니 증세가 더 심해지는 경우도 흔하다. 또 극심한 불안을 겪는 공황장애 환자들은 감염증에 대한 공포로 인해 공황발작 증상이 다시 생기는 경우도 많다. 많은 공황장애 환자들이 치료를 받고 많이 회복되었는데, 코로나 사태로 증세가 다시 나타나거나 악화되었다고 호소하고 있다.

정신질환 병력이 없던 사람들도 '코로나바이러스에 걸리면 어떡하지' 하는 불안에 시달리고 있다. 코로나 사태가 장기화되면서 실적·해고 압박을 받는 직장인들이나 취업·구직난에 직면한 20·30대 젊은 층을 중심으로 공황장애를 호소하는 사람도 적지 않다. 공황장애는 일반적으로 '연예인병'으로 알려져 있지만, 만성화한 스트레스에 시달리고 있는 현대인들은 누구나 공황의 위험에 노출되어 있다고 봐야 한다.

공황장애란 무엇인가?

공황장애란 갑자기 가슴이 답답해지고 어지러워 쓰러질 것 같아 '이러다 죽는 게 아닐까' 하는 극심한 공포를 느끼는 것이 주증상이다. 이런 경우 심장이나 머리에 이상이 생겼다고 판단하여 내과를 찾아가는 사람도 많다. 하지만 종합병원에 입원하여 모든 검사를 받았는데도 아무런 이상을 찾지 못해 자신은 원인 불명의 병에 걸렸다는 공포심을 느끼는 사람도 있다. 잘 본다는 병원과 의사를 찾아다니며 온갖 검사를 받으므로, 공황장애 진단을 받기까지 많은 시간이 걸리는 경우가 흔하다.

"아무리 해도 병이 치료되지 않아 제가 불치병에 걸린 걸로 생각했습니다." 몇 년간 고통의 원인을 찾지 못해 괴로워하던 공황장애 환자들은 병원에 와서 이렇게 하소연한다.

환자들은 자신의 심장이나 폐 또는 뇌에 큰 문제가 생겼고, 심각한 의학적 문제가 있는지 걱정한다. 공황발작이 심장마비처럼 느껴질 수 있기 때문이다. 공황발작 시 환자들은 극도의 불안과 공포를 느끼지만 실제로 환자가 느끼는 만큼 위험하지는 않다.

공황발작 시 "가슴 쪽에 통증이 느껴지고 숨쉬기가 어렵다", "토할 것 같고, 머리가 아프고 쓰러질 것 같다"와 같이 나타나는 특징적 신체 증상들은 환자를 더욱 당황스럽게 만든다. 이러한 증상과 함께 극심한 불안이 찾아온다. 특히 호흡곤란이나 가슴통증, 질식감 등의 증상이 우발적으로, 또 발작적으로 나타나기 때문에 영어로 '패닉 어택panic attack', 즉 공황발작이라고 하는 것이다.

죽을 것 같은 공포를 느낀다

공황발작이란 강렬하고 극심한 공포가 갑자기 밀려오는 것이다. 심장이 빨리 뛰거나 가슴이 답답하고 호흡곤란 등의 신체 증상과 함께 죽을 것 같은 공포를 느끼게 된다. 이러한 공황발작이 반복적으로 발생하면 공황장애라고 진단 내리게 된다.

공황발작이 오면 환자는 '생명에 위협을 느낄 정도의' 극심한 공포를 느낀다. 증상이 나타나면 대개 10분 이내에 최고조에 이른 후 몇 분 이내에 사라진다. 따라서 공황을 겪어본 사람이 느끼는 발작에 대한 극심한 불안을 제외하고는 병원에서 공황발작 증상을 실제로 관찰하기는 어렵다.

공황발작은 대개 정확한 이유 없이 나타날 수 있기 때문에 한번 공황을 경험한 사람들은 지하철 안이나 터널 안, 다리 위 등 공황발작을 경험했던 그 상황을 피하려고 한다. '실제로는 그런 일이 일어날 수 없는' 상황에서 공황발작을 겪으면 환자들은 무척 당황한다. 속수무책이라는 생각 때문에 증상이 악화되는 악순환으로 이어진다.

전체 인구의 5~8%가 일생에 한 번 이상 '공황장애'를 경험한다. 얼마나 자주 공황을 경험하는지는 사람마다 큰 차이가 있다. 어떤 사람에게는 매일 일어나는 발작이 누군가에게는 수 개월간 지속되기도 하고 또 다른 사람은 한동안 전혀 증상이 없다가 다시 하루에 몇 번씩 공황이 찾아오기도 한다. 일 년에 한 번씩 발작이 일어나는 사람도 있다.

공황발작 경험이 여러 번 누적되다 보면 언제 또다시 그런 발작이 나타나지 않을까 하는 늘 걱정하게 된다. 특히 그런 불안은 이전에 공황을 경험했던 상황과 유사한 상황에서 더 심해진다.

공황을 겪는 사람들은 작은 신체적인 불편함도 과도하게 받아들인다. 사소한 이상감각을 심각하게 받아들인다. 미리 나쁜 일이 생길 것을 걱정하여 생기는 '예기불안'으로 이러한 신체적인 불편함을 지나치게 해석하는 것이다.

공황장애 진단 내리기

지난 1년간 다음 증상 중 최소 네 개의 증상이 강렬한 공포나 극심한 불안과 함께 나타났을 경우 공황장애를 의심해야 한다.

- 심장이 두근거리고 숨 가쁜 느낌이 든다.
- 가슴이 답답하거나 질식감을 느낀다.
- 현기증이나 어지럼증이 난다.
- 머리가 띵하고 아픈 느낌이 있다.
- 몸이 떨리고 오한이 든다.
- 복부가 불편하고, 토할 것 같고 복통을 느낀다.
- 몸이 찌릿찌릿하는 이상감각을 느낀다.
- 이러다 미치지 않을까 하는 통제력 상실의 두려움을 느낀다.
- 죽음에 대한 두려움이 생긴다.
- 비현실감을 느끼고 기묘한 기분이 든다.

공황은 스트레스로 교감신경이 흥분되는 것이다

공황장애 증상은 왜 나타나는 것일까? 공황장애의 신체 증상은 모두 교감신경의 흥분 반응으로 나타난다. 우선 심장박동이 빨라지고 혈압이 높아진다. 피부 반응도 강해져 손바닥에서 땀이 나는 증상이 나타날 수 있다.

우리 몸은 스트레스를 받으면 교감신경이 흥분되는데, 이는 우리가 위험에 처해 있다는 신호를 몸에 주는 것이다. 불안하면 교감신경이 흥분된다. 가령 눈앞에 위험 상황이 닥치면 빨리 도망갈 수 있도록 심장이 빨리 뛰고 호흡수가 늘어난다. 에너지를 최대로 내기 위해 교감신경이 흥분되는 것이다.

교감신경이 흥분되면 우리 몸의 중추신경과 말초신경에 영향을 끼친다. 대뇌로 가는 산소량이 감소해 현기증이나 어지러움, 질식감, 시야가 흐려지는 증상이 나타난다. 아울러 심장과 폐 기능은 과도하게 활성화된다. 호흡이 빨라지면 '과호흡증후군'(과다호흡증후군)으로 이어진다. 심장과 폐가 너무 빨리 수축과 이완을 반복하다 보니 오히려 호흡이 더 힘들어져서, 죽을 것 같은 위험까지 느끼게 된다.

교감신경 흥분은 팔다리 등 말초기관으로 가는 산소량을 감소시켜 말초신경증도 일으킨다. 어깨나 목덜미가 뻣뻣해지고 손발이 저리고 몸이 떨리거나 오싹오싹 한기를 느낀다. 근육이 긴장하여 몸 곳곳이 쑤시고, 혈액 공급이 줄어들어 팔다리가 차가운 느낌이 들거나 힘이 빠지는 증상도 생긴다. 순간적으로 위나 대·소장 등 내장으로 가는 혈액 공급이 줄어들면서 속이 거북해지고 메스꺼우며 구토 증상을 보이기도 한다.

이처럼 공황장애 증상은 교감신경이 지배하는 신체의 전 영역인 머리부터 발끝까지 다양하게 나타난다. 환자에 따라 여러 가지 증상이 동시에 나타나기도 하고, 일부에서는 한두 가지 증상만 나타나기도 한다.

공황장애를 겪는 사람들은 사소한 신체감각의 변화를 심각하게 받아들인다. 심장박동이 빨라지거나 가슴이 답답한 증상이 나타나면 '심장발작으로 죽을지도 모른다'는 생각에 빠져든다. 현기증을 느끼면 '너무 어지러워. 곧 쓰러질 거야'라고 생각한다. 사람에 대한 두려움을 느끼면 '다른 사람들이 나를 이상한 사람으로 생각할 거야'라거나, 공황발작 중에 비현실감을 느끼면 '미치거나 통제력을 잃을지 모른다'고 걱정한다. 이런 걱정들은 결과적으로 공황 증상을 더욱 악화시킨다.

이처럼 스트레스 상황에서는 교감신경이 과활성화되어 불안과 공포를 느끼게 된다. 반면 심호흡을 하거나 명상을 해서 편안한 상태가 되면 부교감신경이 활성화된다. 교감신경과 부교감신경이 균형을 이룰 때 우리의 몸과 마음은 최적의 상태를 유지할 수 있다.

아이들의 걱정, 불안장애로 발전한다

아이들도 어른들처럼 스트레스로 인한 불안장애가 생길 수 있을까? 그렇다는 것이 세상에 알려진 것은 불과 수십 년 전의 일이다. 다만 그 불안의 모습이 어른들과는 다른 점이 많다. 아이들도 어른들과 마찬가지로 자라면서 겪는 지극히 정상적인 불안뿐 아니라 일상생활과 학습에 영향을 끼칠 정도의 병적인 불안을 느낄 수 있다. 따라서 부모는 혹시 내 아이가 불안증으로 힘들어하지 않는지 잘 살펴보아야 한다.

불안장애나 공황장애로 진단받은 사람들 중 많은 이들이 어린 시절부터 불안을 경험했다고 고백한다. 아이들이 겪는 스트레스와 이에 대한 걱정이 잘 해결되지 않으면 자라서 불안장애나 공황장애로 발전하기도 한다. 따라서 어린이 불안장애를 조기에 발견하고 치료를 돕는 것은 성인들의 공황장애를 예방하는 길이기도 하다.

초등학교 5학년인 A는 어느 날 갑자기 자신의 손가락이 저절로 길어진다며

엄지손가락을 붙잡고 울고불고하면서 밤을 지새웠다. 엄마는 이 모습을 보면서 어쩔 줄 몰라 아이와 함께 불안해하다가 병원을 찾았다.

이 경우 엄마의 태도 때문에 아이의 불안이 한층 심해진 것이다. 엄마가 "그건 아무 일도 아니야. 네 손은 커지지 않고 그대로야" 하고 말하는 순간 아이의 불안은 언제 그랬냐는 듯이 사라졌다. 엄마는 지난밤에 왜 이렇게 아이를 안심시키지 못했을까.

엄마가 아이의 불안 증상이 걱정되어 지나치게 아이에게 동조하여 함께 불안해했기 때문이다. 이런 태도는 아이에게 아무런 도움이 되지 않는다. 부모는 자녀를 편안하게 대해야 한다. 부모는 자녀가 자신감과 안정감을 느낄 수 있게 도와주어야 한다. 이것은 부모와 자녀 사이에 어느 정도의 거리를 유지한다는 것을 의미한다.

부모는 흥분되고 긴장된 아이 마음을 위로의 말로 얼마든지 편안하게 해줄 수 있다. 엄격한 부모보다는 배려심 많은 부모가 불안 증상이 있는 아이에게 훨씬 더 도움이 된다. 그리고 수용적이고 허용적인 훈육이 도움이 된다.

B는 아침마다 엄마와 전쟁을 치른다. 너무 산만해서 일어나서부터 학교에 가기까지 해야 할 일을 제시간에 하지 못하기 때문이다. 매일 아침마다 학교에도 가지 않으려고 하고, 엄마 말도 잘 듣지 않고, 원하는 대로 되지 않으면 소리를 지른다. 이런 행동은 학교에서도 지속되어 다른 친구들에게도 피해를 주고 있다. 그러다 보니 학교에서 외톨이가 되었다. 최근에는 손톱을 물어뜯는 불안

증상까지 보인다.

이렇게 집중력이 떨어지는 아이들은 종종 실수를 한다. 실패에 대한 두려움으로 불안해하고, 이런 경험이 반복되면 불안장애와 집중력 장애를 동시에 겪을 수 있다.

집중력이 떨어지는 아이뿐만 아니라 정서적으로 예민한 기질을 타고난 아이, 큰 병을 앓았거나 화재·강도·폭행 등 트라우마가 있는 아이들도 나쁜 일이 일어난다는 생각에 늘 불안해한다. 이런 경우 아이들은 생기지도 않은 위험을 과대평가하기 때문에 부모는 지속적으로 안심시키는 말을 해야 한다.

부모들은 대개 "걱정하지 말라"라는 말을 몇 번 하고는 아이가 걱정하는 말을 반복하고 불안해하면 오히려 짜증을 내고 나무라기도 한다. 부모의 이러한 태도는 아이를 더 불안하게 하고 더 많은 걱정을 하게 한다. 따라서 불안해하는 아이와 대화할 때 부모는 되도록 화를 내지 않도록 노력해야 한다.

적당한 긴장과 불안은 일과 공부의 성취도를 높인다. 하지만 부모가 아이의 성취 욕구를 지나치게 자극하고 잘하고 있는데도 더 잘하라고 다그치는 경우에도 불안장애가 생길 수 있다. 지나치게 불안해해서 일상생활에 문제가 될 정도면 불안장애라는 병을 의심해 보아야 한다.

아이들에게 가장 큰 스트레스는?

아이들의 가장 큰 스트레스는 무엇일까? 바로 엄마와 이별하는 것이다. 실제로 엄마와 떨어지는 경험을 한 경우도 있지만 대다수는 엄마와 떨어지지 않을까 하는 불안 때문에 스트레스를 받는다. 이렇게 엄마와 헤어지는 것을 지나치게 걱정하고 불안해하는 것을 '분리불안'이라고 한다.

분리불안을 느끼는 아이들은 엄마와 떨어져 있을 때 엄마에게 나쁜 일이 생기지 않을까 무척 걱정한다. 그래서 자꾸 전화를 걸어 엄마의 존재를 확인하려고 한다. 혼자 집에 있지 못하고, 잠을 잘 때도 엄마가 옆에 있어야 안심하며, 엄마가 사고를 당하거나 자신에게 사고가 나는 내용의 악몽을 꾸기도 한다. 엄마를 따라 화장실까지 함께 가려고도 한다. 나가려는 엄마를 막아서거나 등교를 거부하기도 하고 이별의 불안으로 인한 스트레스로 복통·두통 등 신체통증까지 호소한다.

엄마 자신이 아이와 떨어지는 것을 불안해하는 것도 아이의 분리불안의 원인이 된다. 부모가 아이를 지나치게 과잉보호하거나 엄마 자신이 무의식적으로 아이와 떨어지는 것을 두려워하고, 아이가 품에서 벗어나면 나쁜 일이 생길 것 같은 불안한 마음을 가질 때 나타나기 쉽다. 아이를 품에서 떼어놓는 것에 대한 엄마의 조바심과 걱정하는 마음이 아이에게 고스란히 전달되어 생기는 것이다.

　분리불안은 엄마가 아파서 병원에 입원하거나 동생 출산으로 잠시 집을 비우게 되어 실제로 엄마와 떨어진 경험을 한 아이에게 더 자주 나타난다. 심한 경우 그대로 방치하면 자라서 우울증이나 대인공포증, 공황장애까지 겪을 가능성이 높아진다. 따라서 분리불안을 보이는 아이들은 주위의 도움이 필요하다.

불안장애 예방을 위해 꼭 필요한 애착

애착이란 부모와 아이 사이에 끈끈한 정을 통해 생기는 유대 관계이다. 2~3세가 되면 아이들은 엄마와 분리될 때 심리적으로 편안함을 주는 곰 인형이나 담요comfort blanket에 집착한다. 이와 같은 이행 과정을 거쳐 아이들은 부모와 정서적으로 서서히 분리된다.

　건강하고 안정된 애착은 아기가 정상적인 발달을 하기 위해 필요할 뿐 아니라 어른이 되어서도 건강한 사회생활을 하는 데 꼭 필요하다. 애착이 제대로 형성되지 못할 경우, 아이는 자라서 다른 사람을 불신하게 되고 사회생활을 제대로 할 수 있는 기초도 마련되지 않을 뿐 아니라 우울증이나 공포증에 시달릴 수도 있다.

성인이 되어 "마음이 허전하다", "친구 관계가 어렵다", "남자친구에게 너무 집착하여 문제가 된다"라고 호소하는 사람들이 있다. 이런 경우 3세 이전 엄마와의 안정된 애착 형성이 잘 이루어지지 못한 것이 원인이 되기도 한다.

건강한 애착 형성을 위해서는 아이와 신체 접촉을 가능한 많이 하면서 놀아주어야 한다. 아이들에게 꼭 필요한 것은 값비싼 장난감이 아니다. 애착 형성을 위해 가장 필요한 것은 부모와 함께 몸을 부비고 뒹굴며 놀며 적극적으로 스킨십하는 것이다. 따뜻한 엄마의 품속에서 편안함을 느낄 수 있도록 아이와 함께 즐거운 시간을 보내도록 한다.

쬠쬠, 짝짜꿍, 도리도리, 곤지곤지는 예부터 내려오는 전통놀이다. 아이의 신체적·정서적 발달과 부모와의 애착 형성에 이보다 더 바람직한 놀이는 없을 것이다. 이는 아기의 운동기능과 뇌신경 발달을 돕고 소근육의 발달을 촉진하는 과학적인 놀이기도 하다.

4장

코로나 균이
몸에 남아 있는 것 같아요

코로나 강박증

코로나 사태 이후 병원을 찾은 A는 자신의 결벽증이 더 심해졌다고 호소한다. 평소에도 균이 묻었다는 생각에 손을 자주 씻고 다녔는데 최근에는 너무 자주 씻어서 손에 피가 날 정도다. 손을 씻고 난 뒤에는 문손잡이도 만지지 못하고 스마트폰도 알코올로 닦고 또 닦느라 다른 일을 하지 못한다. 하루 종일 비닐장갑을 끼고 다녀도 불안하기만 하다.

B는 평소에도 오염과 관련된 결벽증이 있었다. 그런데 코로나 사태 이후 위생 수칙인 손 씻기가 강조되면서 강박증이 재발했다고 느낀다. 여태껏 자신이 강박증 치료를 위해 회피해 왔던 행동인 손 씻기가 코로나 사태로 인해 오히려 꼭 해야 하는 행동이 되어버렸기 때문이다. 집에 머무르는 시간이 늘어나다 보니 손을 씻는 시간도 더 많아졌다. B는 청결과 위생을 강조하는 것은 자신처럼 강박장애를 회복한 사람들에게 다시 강박증을 재발시킬 수도 있는 권고 사항이 되어버렸다고 생각한다.

주부인 C는 평소 비누나 샴푸, 세제 등에 지출하는 경비가 상당했고, 자신은 '청결제 중독'이라고 할 정도로 집 안에 소독제를 쌓아두는 버릇이 있었다. 그런데 코로나 사태 이후에는 아이들이 입었던 옷이나 수건 등을 빨고도 찜찜하다며 또다시 빠는 행동이 반복되어 너무 지쳐버렸다.

강박증이란?

강박증은 전 세계적으로 평생 유병률이 2%가 넘고 전체 정신질환 중 네 번째로 흔한 병이지만, 여전히 많은 사람들에게 낯선 병이기도 하다. 최근에는 코로나 사태로 손 씻기 등의 위생 수칙이 강조되면서 지나치게 손을 씻는 자신의 행동이 강박증 증상이 아닐까 의심하는 사람도 있다.

코로나바이러스 예방 수칙에 따르면 손 씻기는 하루 8회, 30초 정도로 권장된다. 바이러스의 전파 위험을 줄이기 위해 권장되는 횟수와 시간에 맞게 손을 씻는지 아니면 자신이 '제대로 됐다'는 느낌이 들 때까지 씻고 또 씻는 행동을 의식적으로 반복하는지 구별해야 한다. 만약 손을 열심히 씻는 이유가 후자라면 강박증을 의심해 보아야 한다.

강박증이란 본인이 원하지 않는 생각과 행동을 반복하는 불안증이다. 특정한 행동이나 생각을 떨쳐버리고 싶은데도 자신의 의지와 상관없이 시도 때도 없이 반복하게 되는 상태다. 강박장애는 강박적 행동과 강박적 사고로 구분된다. 강박적인 행동은 반복해서 씻기, 계속 점검하기, 숫자 세기, 청소하기 등과 같은 무의미한 행동을 본인이 하고 싶지 않은데도 하는 것이다. 고통스러운 강박적 생각이 떠오르면 그 생각을 머리에서 지우려고 행동을 반복하게 된다. 강박증적인 행동은 다음과 같이 나타난다.

- 물건을 정렬하거나 순서대로 정리하는 데 과도한 관심이 있다.
- 과도한 씻기와 청결 행동을 한다.
- 전등, 수돗물, 온풍기를 계속 확인한다.
- 숫자를 반복해서 세고, 물건을 제자리에 두어야 한다.
- 쓸모없는 물건을 모아두거나 쓰레기를 버리기 전에 다시 확인한다.
- 의자를 넣었다 뺐다 하거나, 문으로 들어왔다 나갔다 하는 등 일상적인 행동을 정해진 수만큼 반복한다.

이와 같은 행동을 제대로 됐다는 느낌이 들거나 옳다고 느껴질 때까지 반복하면 강박장애를 의심해야 한다. 강박 증상이 생기면 대개 본인의 의지와 상관없이 반복적인 행동과 생각을 하게 된다. 따라서 강박 증상으로 시달리는 사람들은 혹시나 자신이 미쳐가고 있는 것은 아닐까 하는 생각에 두려워한다. 필요 없는 행동을 반복하거나 엉뚱한 생각에 골몰해 시간을 보내고 있으면서 혼란스러워한다.

세균에 대한 감염 걱정과
성적인 생각이 반복해서 떠오른다

우리의 뇌 구조는 마치 컴퓨터의 연결망과 같아서 키워드를 입력하면 뇌 회로가 움직여 관련 정보를 찾아준다. 하지만 어떤 사람에게는, 특히 강박사고를 하는 사람에게는 이렇게 키워드를 바꾸어 이동하는 것이 무척 힘든 일이다.

강박적인 사고는 생각하고 싶지 않은데도 내 의지와는 상관없이 같은 생각이 반복적으로 머리에 침투하듯이 나타나므로 '침투적인 생각'이라고 한다. 이는 어떤 충동, 관념 또는 이미지로 나타날 수 있다. 강박적 사고는 일상적으로 금기시되는 내용인 경우가 많다. 환자들은 성적이고 공격적인 생각이나 종교적인 생각으로 괴로워한다. 이 외에도 다치는 것과 병드는 것, 그리고 죽음에 대한 공포를 느낀다. 이러한 공포는 자신과 가족이 다칠 수 있다는 생각으로 이어지고, 더 나아가 자신과 가족이 해를 당하지 않을까 심히 걱정하게 된다.

강박증적 사고는 다음과 같이 나타난다.

- 더러운 것, 세균, 배설물, 신체 분비물, 화학물질을 아주 싫어하고, 방사선에 오염됐다거나 에이즈와 같은 심각한 병에 걸린 것 같은 생각이 든다.
- 개인적으로 받아들이기 어려운 종교적, 혹은 성적 생각이 든다.
- 병을 퍼뜨릴 것 같다.
- 내가 조심성이 없어서 사랑하는 사람이 해를 입을 것 같다.
- 사랑하는 사람을 해칠 것 같은 충동을 느낀다.
- 불길한 사건과 불유쾌한 생각과 관련이 있는 특정한 색깔이나 숫자를 피한다.
- 자신이 한 말이나 행동에 대하여 위안을 받기 위해 반복적으로 물어보거나 죄를 고백해야 할 필요성을 느낀다.

강박사고 중 가장 흔한 것은 오염 강박사고다. 오염 강박사고는 먼지나 세균, 특정한 균에 오염되는 것을 지나치게 두려워하는 것이다. 강박사고를 하는 사람은 자신이 끔찍한 병에 걸렸다고 생각하거나 주변이 오염물질로 가득하다는 생각을 떨쳐내기 힘들어한다. 더러운 것에 의해서 오염되는 데 공포를 느끼고 이를 제거하기 위해 씻는 행동을 반복한다. 3시간 동안 샤워를 해서 피부의 각질이 다 벗겨지거나 손을 씻느라 비누 한 개를 다 써버리기도 한다.

A는 최근 코로나 감염에 대한 두려움이 더 심해졌다. 평소에도 병균에 대한 두려움이 있었는데 코로나로 그 두려움이 더 커진 것이다. 밖에서 만난 사람이

기침을 한 번이라도 하면 집에 오자마자 옷을 모두 세탁하고 샤워를 하지 않으면 불안해한다. 화장실 변기나 문손잡이에는 병균이 가득하다는 생각 때문에 절대로 손을 대지 않고 팔꿈치로 열고 닫는 버릇도 최근에 더 악화되었다.

A는 외출하고 돌아오면 손을 씻거나 샤워를 하는 것도 자신이 정한 횟수만큼 해야 한다. 40회를 채우지 않으면 깨끗해지지 않는다는 생각에 끊임없이 손을 씻고 샤워를 해야 한다고 느낀다. 그러다 보니 비누와 샴푸가 남아나지를 못한다.

우리는 모두 불운을 피하고 행운을 바라는 마음이 있다. 이른바 죽음의 숫자인 4를 피한다든지 행운을 안겨주는 색깔의 옷을 입는다든지 하는 식이다. 이뿐 아니라 좋은 운을 가져다준다는 부적을 가지고 다니는 것도 모두 의식ritual화된 미신적인 행동이다. 이러한 행동은 사람들이 모호한 불안감을 없애고 안정감을 찾기 위해 하는 가장 흔한 시도이기도 하다.

세상이 금기시하는 내용인 성적이고 종교적인 강박사고도 흔한 증상이다. 신앙을 가진 사람이 신성모독이나 불경스러운 생각이 들고, 신에 대한 욕설이 반복해서 생각나기도 한다. 신에게 불경한 죄에 대해 죄책감을 느끼고 계속 기도에 매달리거나 자신을 벌할 또 다른 방법을 찾으려고 한다.

이러한 생각이 지속적으로 침범하듯 나타나고 생각을 중단하려고 애를 쓰지만 결국 더 심해져 결국 어쩔 수 없는 마음이 되는 것이다. 가족이나 주변 사람에 대한 폭력적인 생각과 성적인 충동이 함께 나타나는 경우도 있다.

강박장애가 있는 사람들은 본인의 생각이나 행동이 논리에 맞지 않다는 것을 잘 알고 있다. 그리고 다른 사람들에게 바보같이 보인다는 것을 알기 때문에 수치심을 느껴 자신의 증상을 숨기는 경우도 많다. 자신의 행동을 '바보 같다'고 생각하고, 자신이 서서히 '미쳐간다'고 생각하는 사람들도 있다.

가족이 알아야 할 일

단순히 반복적인 행동을 하지 못하도록 막고 계속 주의를 주는 것은 오히려 강박 증상을 악화할 수도 있다. 환자 본인도 강박 증상이 조절되지 않아 불안을 느끼고 있는데, 주위에서 그 행동에 대해 지적을 하면 더 불안해지기 때문이다.

가족들은 강박 증상을 보이는 환자의 강박사고를 억누르지 않도록 해야 한다. 강박사고는 자꾸 억누르려고 하면 더 강하게 튀어 오르기 때문이다. 걱정되고 의심이 들더라도 그냥 둬야 한다는 것을 알아야 한다. 가족들은 떠오르는 강박적인 생각에 너무 집착하거나 걱정하지 말고 내버려 둔다고 생각해야 한다.

강박 증상은 저절로 사라지기보다는 증상이 달라지면서 지속적으로 나타나는 경우가 많다. 환자는 불안이 해결될 때까지 강박행동을 계속 보인다. 같은 행동이나 사고를 보이기도 하지만 만성화되면 다른 행동으로 바뀌거나 추가될 수도 있다. 손을 계속해서 씻다가 나중에는 가스 불을 온종일 반복해서 체크하는 식으로 행동이 바뀌기도 한다.

학교생활이나 직장생활에 적응하기 힘들 정도로 증상이 나타나거나 일상생활에 지장이 될 정도면 전문적인 치료를 고려해야 한다. 가족이 어떤 행동을 하지 못하게 한다고 심하게 화를 내거나 폭력적인 행동을 보이는 경우에는 강박증이 악화된 것으로 보아야 한다.

나도 강박장애일까?

"저는 제가 에이즈 환자가 아닐까 하는 생각을 해요."

B는 이렇게 하소연했다.

"한 달 전에 학교에서 헌혈을 했는데 우연히 인터넷에서 에이즈 감염 경로를 검색했거든요. 그런데 헌혈로도 감염될 수 있다고 나오더라고요. 얼마 전부터 몸에 반점도 생긴 것 같고 해서 너무 두려워요."

B는 가족에게 말도 못하고 자신이 미쳐가고 있는 것은 아닌지 두려워했다. 그 후 B는 에이즈 상담지원센터에 전화를 걸어서 감염 여부에 대해 자세히 상담했다. 그 결과 에이즈가 아니라는 판명이 났지만, 여전히 그 생각에서 벗어나지 못했다.

B는 에이즈가 아니라 강박장애를 앓고 있는 것이다. 강박장애를 앓는 많은 사람들이 세균이나 재해에 대해 걷잡을 수 없는 공포를 느끼고 이에 미리 대처하기 위해 강박적인 반복 행동을 하는 경우가 흔하다.

강박증에 대해 알아야 할 가장 중요한 사실은 강박 증상이 자신의 의지대로 조종되지 않는다는 것이다. 이런 증상을 잘못된 습관이거나 좀 더 노력하면 고칠 수 있는 것으로 생각해서는 안 된다. 자신도 모르게 반복적인 행동을 하게 된다는 것을 알아야 한다. 고장 난 컴퓨터에 쓸데없는 신호를 보내 불필요한 생각을 계속 만들어내는 것이다. 이때 주위에서 반복하는 행동을 그만두라고 말하는 것은 도움이 되지 않는다. 대개 스스로 조절할 수 없기 때문에 기분만 더 나빠질 뿐이다.

강박장애 체크 리스트

1. 오염될 것 같거나 에이즈와 같은 심각한 병에 걸린 것 같은 생각이 든다 ☐

2. 물건을 정렬하거나 순서대로 정리하는 데 과도한 관심이 있다 ☐

3. 죽음이나 무서운 생각이 든다 ☐

4. 개인적으로 받아들이기 어려운 종교적 혹은 성적 생각이 든다 ☐

5. 불이 나거나 도둑이 들 것 같다 ☐

6. 지나가는 사람을 자동차로 칠 것 같거나, 자동차가 언덕에서 굴러떨어질 것 같다 ☐

7. 병을 퍼뜨릴 것 같다 ☐

8. 가치 있는 어떤 것을 잃을 것 같다 ☐

9. 내가 조심성이 없기 때문에 사랑하는 사람에게 해가 생길 것 같다 ☐

10. 사랑하는 사람을 해칠 것 같은 충동을 느낀다 ☐

11. 과도한 씻기, 청결 행동 및 손질을 한다 ☐

12. 전등, 수돗물, 온풍기 혹은 응급 제세동기를 반복해서 확인한다 ☐

13. 숫자 세기, 정리하기, 같은 물건을 제자리에 두는 일에 집착한다 ☐

14. 쓸모없는 물건을 모으고, 쓰레기를 버리기 전에 다시 확인한다 ☐

15. 일상적인 행동을 정해진 수만큼 반복하거나 옳다고 느낄 때까지 반복한다 ☐

16. 사물이나 사람을 만지고 싶은 마음을 느낀다 ☐

17. 필요 없이 반복적으로 다시 읽고 쓰거나, 봉투를 붙이기 전에 편지를 반복 확인한다 ☐

18. 병의 징조를 살피기 위하여 신체를 세심하게 살핀다 ☐

19. 불길한 사건이나 불유쾌한 생각과 관련이 있는 특정한 색깔, 숫자를 피한다 ☐

20. 자신이 말한 것이나 행동에 대해 위안을 받기 위해 반복적으로 물어본다 ☐

※ 20개의 항목 중 10개 이상에 해당되는 경우 강박장애 가능성이 의심되는 상태이므로 전문적인 도움이 필요하다.

자료: 예일-브라운 강박증상척도(Yale-Brown Obsessive-Compulsive Scale).

우리 아이 반복 행동,
버릇일까, 강박일까?

아이들은 2살 반이 되면 밥 먹는 시간이나 놀이 시간, 잠자기 전에 해야 할 일 등 일과에 대해 예상하게 된다. 잠자기 전에 이를 닦거나 목욕할 때 자신이 좋아하는 장난감을 가지고 물놀이하는 이러한 정해진 일과에 변화가 생기면 아이들은 불안해진다.

일상생활의 변화나 혹 엄마와 떨어져 있거나 해서 생긴 불안이 제대로 해결되지 않은 경우 아이들은 반복 행동을 통해 이런 불안을 해결하려고 한다. 아이들의 반복적인 행동은 6세 이전 아이들 중 3분의 2 정도에서 일시적으로 나타나는 흔한 행동이다. 특히 2~4세에 보이는 반복적인 행동은 모방을 통한 반복학습으로, 발달 과정 중에 나타나는 정상적인 행동이다.

하지만 어떤 행동에 유난히 심하게 집착하는 아이들도 있다. 장난감이나 동화책을 반듯이 나열해 두고 줄이 조금이라도 어긋나면 심하게 짜증을 내고 안절부절못하는 아이, "손이 더럽고 뭔가 나쁜 것이 묻어 있다"라고 하면서 손을 씻느라 화장실에서 나오지 않는 아이도 있다.

만약 이런 행동이 1~2주 이상 지속되고 횟수가 늘어나거나 집착 정도가 갑자기 심해지면 소아강박증이 아닌지 의심해 보아야 한다. 아이들의 이러한 강박행동과 강박사고는 뇌가 급격히 자라는 5~8세 무렵이나 10~12세경에 많이 나타난다. 또한 뇌가 폭발적으로 성장하고 발달하는 사춘기에도 흔히 나타난다. 뇌가 짧은 기간에 성장하면서 아직은 충동 조절력이 미숙하기 때문이다.

아이들의 반복 행동도 강박증일까?

생각하고 싶지 않은데도 자신도 모르게 계속해서 같은 생각을 해서 병원을 찾는 아이들이 있다. '부모를 죽이고 싶다', '부모를 가위로 잘라야 한다는 생각이 계속 난다'는 등 끔찍한 생각을 떨쳐내기 힘들어 방에서 혼자 운다는 것이다.

처음에 아이들은 떨쳐버리기 힘든 많은 생각 때문에 어떻게 행동할지 결정을 못하기에 굼떠 보이기도 한다. 해야 할 일을 시작하지 못하고 멍해 보이기 때문에 부모는 아이가 게을러졌다고 느끼거나 아이의 행동을 성격이나 습관 때문이라고 생각하기도 한다. 이렇듯 부모들은 대개 바로 알아차리지 못하고 아이가 손 씻는 행동을 지나치게 자주 하거나 이해하기 어려운 말이나 행동을 반복하는 것을 확인하고 뒤늦게 아이에게 심각한 문제가 있다는 것을 알게 된다.

소아강박증이 생기는 이유는?

첫째, 강박장애는 유전성이 강한 질환으로 가족 중에 강박장애가 있으면 아이가 강박장애를 앓을 확률이 최소 네 배 증가한다. 처음에는 가족 중에 결벽증이 있는 사람은 전혀 없다고 말하던 부모도 나중에는 본인이 집 안 청소와 소독에 얼마나 신경을 쓰는지 이야기하는 경우가 많다.

둘째, 부모의 과도한 훈육으로 생긴 불안이 강박증으로 나타나는 경우다. 부모가 일관성 없이 아이를 대할 때 아이는 불안해진다. 부모가 많이 간섭하거나 부모가 원하는 대로 아이의 행동을 엄격하게 통제하거나, 완벽하게 해낼 것을 무리하게 요구하거나, 부부가 서로 싸우는 모습을 자주 보이면 아이의 불안이 심해져 강박증으로 나타날 수 있다.

대부분의 아이들은 자신의 강박적인 의식ritual에 부모를 참여시킨다. 부모는 아이를 도와준다는 마음에 아이의 강박행동에 동조하거나 아이가 시키는 대로 강박행동을 따라 하는 등 자신도 모르게 아이의 증상을 더 강화하는 역할을 하기도 한다. 하지만 많은 부모들이 달라지지 않는 아이의 모습에 좌절해서 짜증을 내거나 결국 화를 폭발하게 되어 아이를 더 불안하게 하는 악순환을 밟게 된다. 부모는 인내심을 가지고 아이를 꾸짖지 말아야 한다.

강박장애를 잘못된 습관이라거나 좀 더 노력하면 쉽게 고칠 수 있는 것으로 생각해서는 절대 안 된다.

강박장애 증상이 있는 자녀에게 강박행동을 멈추라고 말하는 것은 도움이 되지 않을 뿐 아니라 아이 스스로 대응할 수 없기 때문에 아이의 좌절감만 키우게 된다.

　　그 대신 자녀가 강박장애 증상에 저항하려는 노력을 할 때는 칭찬을 해주고 긍정적인 태도를 보이며 용기를 북돋워 주어야 한다. 소아강박증의 경우 적절한 도움을 받지 못하면 50% 이상에서 어른이 되어서도 강박증으로 힘들어진다. 이에 따른 우울과 불안이 계속 남아 있을 수도 있다. 다행히 사춘기 이전에 적절한 도움을 받으면 치료 경과는 매우 좋은 편이다.

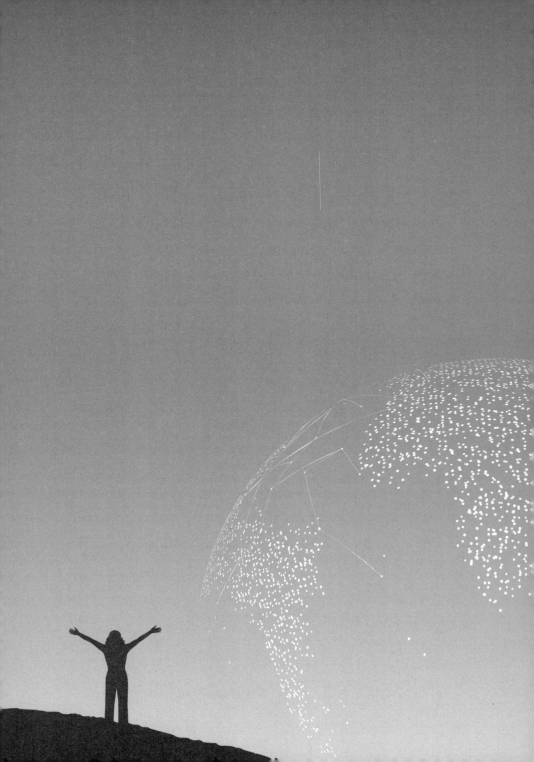

5장

너무 걱정해서
몸이 여기저기 아파요

건강염려증

A는 자고 일어나 보니 몸에 미열이 있는 것을 느꼈다. 퇴근길 지하철에서 옆 사람이 기침을 한 것이 계속 마음에 걸렸는데 아침에 일어나 보니 가슴이 답답하고 머리도 띵하고 어지러웠다. 그러자 '내가 코로나바이러스에 감염된 것은 아닐까?' 하는 생각이 들어 극심한 불안을 느꼈다.

B는 평소에도 잔기침을 많이 하는 편인데, 최근에는 기침이 멈추지 않는다는 생각이 들었다. 소화도 되지 않고 머리는 어지럽고 귀에서는 소리가 나는 것같다. 자신이 코로나바이러스 감염보다 더 큰 병에 걸린 것이 확실하다는 생각이 들면서 일상생활을 하지 못할 정도로 걱정이 커졌다.

평소 건강에 관심이 많은 C는 최근 컨디션이 안 좋아지자 자신이 각종 질병에 걸렸을지 모른다는 생각에 밤잠을 이루지 못했다. 과거에도 가슴이 두근거리고 머리가 아파 여러 병원을 찾아 심전도검사, 머리 MRI 검사를 해봤지만 아무런 이상이 없었다. C는 자신이 검사에 나타나지 않는 고질병을 앓고 있는 것이

분명하다는 생각이 들어 불안하기만 하다.

잔기침이 나거나 몸 여기저기가 쑤시고 배가 아픈 것은 우리가 일상적으로 느끼는 몸의 신호다. 그런데 이런 몸의 불편한 신호에 지나치게 민감해져서 걱정과 불안으로 일상생활에 어려움을 겪는다면 '건강염려증'을 의심해야 한다.

코로나염려증

건강염려증은 실제로 병에 걸리지 않았지만 병에 걸릴까 봐 지나치게 걱정하는 것이다. 가장 흔한 증상은 두통, 가슴 두근거림, 소화불량, 배뇨장애다. 하나 또는 여러 개의 사소한 신체적인 증상에 대해 스스로 과도하게 잘못된 해석을 내리고는 자신이 심각한 병에 걸렸다고 믿고 두려워한다. 병에 대한 걱정으로 일반적인 사회생활이 힘들어질 정도이다. 심각한 질병에 걸렸거나, 혹은 걸릴 수도 있다는 공포와 함께 건강에 비정상적으로 집착한다.

이처럼 건강염려증은 말 그대로 건강을 지나치게 걱정하여 생기는 불안장애이다. 건강염려증은 코로나바이러스 같은 감염병이 돌 때 특히 나타나기 쉽다. 코로나바이러스로 인한 불안감이 일상생활을 압도하여 '코로나염려증'에 빠진 사람들이 최근에 늘어나고 있다. SNS 등을 통해 코로나19와 관련된 검증되지 않은 여러 정보가

확산하면서 건강염려증을 부추기기도 한다. 발열감이나 두통, 피로 등은 평소라면 대수롭지 않게 여겼겠지만 코로나 사태로 불안해진 사람들은 이런 증상으로도 코로나에 감염되었다는 '상상 코로나'에 시달리게 된다.

건강염려증이 의심되는 경우

다음 14가지 항목 중 10개 이상의 항목이 6개월 이상 지속된다면 건강염려증을 의심해야 한다.

건강염려증 체크 리스트

1. 나는 지금 건강검진을 받으면 분명 이상이 나올 것이다 ☐

2. 평소 챙겨 먹는 약이 네 가지 이상이다 ☐

3. 건강을 지키기 위해 음식, 운동 등으로 조절하고 있다 ☐

4. 조금만 아파도 병원에 간다 ☐

5. 걸리는 병이 자주 바뀐다 ☐

6. 전염병이 돈다면 나는 100% 감염될 것이다 ☐

7. 병명은 모르지만 몸이 아픈 지 1년이 넘었다 ☐

8. 건강 관련 책이나 정보를 자주 들여다보는 편이다 ☐

9. 내가 이렇게 아픈데 남들이 몰라주는 것이 섭섭하다 ☐

10. 건강을 생각하지 않고 사는 사람들을 이해할 수 없다 ☐

11. 세상에는 안 좋은 음식들이 너무나 많다 ☐

12. 가끔은 의사 말도 못 믿겠다 ☐

13. 나이 들어 아플 걸 생각하면 우울하다 ☐

14. 건강에 자신이 없다 ☐

불안한 마음에 폭풍해일처럼 덮치는
코로나 팬데믹

현재의 코로나 팬데믹은 극심한 불안을 일으켜 건강염려증이 있는 사람들의 마음을 폭풍해일처럼 덮쳐오고 있다.

'나 혹시 코로나에 걸린 거 아닐까?'

최근에는 몸 상태가 조금만 좋지 않아도 코로나에 걸린 것은 아닐까 불안해하는 사람들이 늘어나고 있다. 코로나에 대한 경각심이 높아지면서 감염에 대한 불안감이 커진 탓이다.

앞서 말했듯이 건강염려증이 생기면 사소한 신체적 증상을 지나치게 비관적으로 받아들이고, 의사의 진단도 믿지 않고 건강에 집착하게 된다. 특정 증상에 지나치게 집착하면서 자신이 심각한 질병에 걸렸다고 믿는 것이다. 이러한 비현실적인 믿음에 사로잡혀서 여러 병원을 찾아다니며 갖가지 검사를 반복하지만, 별다른 이상이 없다는 말만 되풀이해서 듣는다. 결국 질병에 대한 두려움으로 일상생활을 할 수 없을 정도로 고통스러워진다.

건강염려증은 자신이 실제보다 심각한 병에 걸려 있다고 생각하여 불안해하는 불안장애이다. 이때 신체적인 증상이나 통증이 실제로 없는 것은 아니다. 불안으로 인한 스트레스 반응이 두통이나 복통과 같은 신체적인 증상으로 나타나는 것이다. 머리와 배가 실제로 아프지만 몸에 탈이 나서가 아니라 바로 불안이 원인인 것이다.

건강염려증이 있는 경우에는 사소한 신체적 불편함뿐 아니라 과도하게 모든 것을 걱정하고 피곤해하며 초조한 모습을 보인다. 이러한 완벽주의적인 태도와 자신에 대한 지나친 염려가 스트레스가 되어 건강에 대한 걱정으로 나타나게 된다.

자신의 건강에 관심을 기울여 관리하는 것은 바람직하지만 사소한 증상을 큰 병으로 여기고 불안해한다면 오히려 건강을 해칠 수 있다. 병에 대한 두려움이 너무 커지면 건강염려증이 우울증이나 병에 대한 강박증으로 발전하기도 한다.

A는 우리 동네에 확진자가 나왔다는 소식을 듣고 혹시 자신도 코로나바이러스에 감염된 건 아닐까 덜컥 겁이 났다. 아침에 일어났는데 몸에 가벼운 열감이 느껴지고 목이 간질거리면서 잔기침이 나오는 것 같아 감염에 대한 불안이 극에 달했다. 병원에서는 단순한 감기 증상이라고 해서 약을 받아 왔지만 불안을 떨치기 어려웠다.

코로나 사태 이전부터 불안을 겪고 있거나 신체적인 불편함에 대해 유난히 걱정이 많은 사람들의 불안지수는 이전보다 훨씬 더 높아진다.

내과를 찾는 환자들 중에는 건강염려증을 가진 경우가 많다. 건강염려증은 20~30세 사이의 직장인에게 가장 흔히 나타나고, 우울증이나 불안장애가 있는 경우 함께 나타나기도 한다.

나는 심각한 병에 걸린 걸까

다음과 같은 특징이 있는 사람들은 건강염려증을 의심해야 한다.

- 지속적인 신체적 통증을 호소하고 자신의 몸에 심각한 병이 진행되고 있다는 근거 없는 믿음을 가지고 있다.
- 병원 쇼핑과 의사 쇼핑을 통해 유명하다는 병원을 찾아다니며 온갖 검사를 받아서 이상이 없다는 결과가 나와도 지속적으로 이런 결과를 부인하고 받아들이지 않는다.
- 정상적이며 일반적인 신체감각을 비정상적으로 해석하는 경우가 많다.
- 본인이 두려워하는 병에 대한 조사를 끊임없이 하면서 자신이 특정한 병에 걸렸다고 확신한다.
- 신체적인 불편함을 신체가 허약하다는 신호로 여기고 질병이 진행되고 있다고 여긴다.

코로나 후유증으로 남는
트라우마

코로나19와 같은 전염병뿐만 아니라 자연재해나 각종 사건·사고로 생명을 위협받는 일을 직접 겪었거나 주변 사람을 통해 간접적으로 경험한 경우에는 소위 '트라우마'로 불리는 '외상후스트레스장애 post-traumatic stress disorder: PTSD'의 위험이 높아진다.

2015년 유행했던 중동호흡기증후군(메르스)에 감염되었다가 완치된 사람들 중 상당수가 트라우마를 겪었다. 이번 코로나 사태에서도 감염의 경험이 있거나 가족 중 환자가 있어 가까이서 투병생활을 지켜본 사람들은 혹 트라우마에 노출되어 있지 않은지 살펴보아야 한다.

코로나19로 인한 트라우마에 가장 취약한 사람은 누구일까? 호흡곤란이나 가슴 압박감 등 심각한 증상으로 고통받다가 살아남은 환자들, 그리고 이들을 가까이서 지켜본 응급실과 중환자실 의료진들, 구조대원들이다.

코로나에 감염되었다가 회복된 사람들은 기억 손상과 머리가 멍해지는 '브레인 포그brain fog', 가슴과 위장의 통증, 만성피로 등의 후유증을 호소한다. 완치 판정을 받았어도 해도 이러한 신체적인 후유증으로 고통받을 수 있다. 이 경험은 심각한 정신적인 후유증으로 남을 수도 있기 때문에 주의해야 한다.

외국에서는 코로나19에서 회복한 환자 상당수가 트라우마뿐 아니라 우울, 불안, 불면 등 각종 정신질환을 겪는다는 보고가 나오고 있다. 코로나19로 인한 육체적 고통이 정신적으로도 큰 영향을 주어 트라우마가 될 수 있다는 사실이 밝혀진 것이다.

트라우마란?

트라우마란 이전의 좋지 않은 경험을 잊지 못해 한 달 이상 그 증상이 다시 지속되는 경우다. 사고로 인한 정신적인 충격이 남아 있다가, 사고 당시와 비슷한 상황에 처하거나 비슷한 상황을 목격만 해도 급격히 불안해지는 증상이 나타난다. 비슷한 일이 또 발생할까 두려워하고 지나치게 과민하게 반응하거나 과다한 각성상태를 보인다.

트라우마를 경험한 사람들은 평생 상처에서 헤어나지 못하고 세상을 원망하기도 한다. 세상에서 홀로 떨어져 나갔다는 느낌을 가지고 외상 사건에 대해 왜곡된 기억을 간직하게 된다. 치유되지 못한 상처가 오래 지속되면 우울증과 자살의 원인이 되기도 한다.

트라우마 체크 리스트

1. 충격받은 경험에 관한 악몽을 꾼다. 계속 그 경험이 떠오른다 ☐

2. 충격받은 경험에 대해 생각하지 않으려고 애쓴다. 그 경험을 떠오르게 하는 상황을 피하려고 노력한다 ☐

3. 늘 주변을 살피고 경계하며, 잘 놀라는 버릇이 생겼다 ☐

4. 트라우마가 생기기 전에 일상생활에서 가졌던 느낌들이 없어지거나, 자주 멍해지는 느낌이 든다 ☐

5. 트라우마를 발생시킨 사건으로 생긴 문제에 대해 죄책감을 느낀다. 내 잘못이라는 생각이 들기도 하고 그 사건에 책임이 있는 다른 사람에 대한 원망을 멈출 수가 없다 ☐

※ 위 항목 중 3개 이상에 해당되면 트라우마를 의심할 수 있다.

트라우마는 다음과 같은 세 가지 특징을 보인다.

① 사건의 재경험: 위협적으로 경험했던 사건·사고가 반복적으로 생각나거나 악몽으로 재경험한다.

② 감정 둔화: 외상과 연관된 기억을 차단하려고 지속적으로 감정을 회피한다. 감정 표현을 억제하기 때문에 무감각하고 멍하게 느껴진다.

③ 과민 상태: 외상 이후 불안을 느껴 비슷한 상황을 경계하게 되고, 지나친 각성(과민 상태) 증상을 보인다. 집중하기 어렵고 수면장애도 흔히 나타난다.

세월호와 트라우마

우리에게 트라우마라는 말이 익숙해진 것은 2014년 세월호 사건이 일어나고 난 이후의 일이다. 세월호 침몰 사고 당시 자녀를 둔 부모는 물론이고, 많은 사람들이 미디어를 통해 아이들이 수몰되는 참사를 지켜보았다. 당시에 "TV에서 바다만 보면 나도 물에 빠져 질식할까 공포를 느낀다"거나 "우리 아이들도 비슷한 사고를 당하면 어떻게 하나 걱정되어 잠을 잘 수 없다"라고 호소하는 사람들이 많았다. 전 국민이 TV의 생생한 중계를 통해 간접적으로 수몰의 경험을 한 트라우마에 시달렸기 때문이다. 그 후 많은 사람들이 트라우마에 관심을 갖게 되었다.

트라우마란 자신의 행동과 무의식에 스며 있는, 살면서 겪은 좋지 않은 기억과 경험이다. 우리는 모두 크고 작은 트라우마를 겪으며 살아간다. 큰 트라우마인 전쟁, 재난, 불의의 사고, 성폭력, 아동기 성폭행 등은 평생 지울 수 없는 정신적 외상이 된다.

작은 트라우마는 굴욕, 무시, 따돌림, 지나친 간섭과 통제, 배신,

냉담 등 당한 사람의 자신감과 자존감을 잃게 만드는 경험과 사건이다. 트라우마를 남기는 외상 경험은 다음과 같이 다양하다.

- 개인적인 폭력: 가장 흔하게는 가정에서 일어나는 가정폭력과 아이들에 대한 신체적인 학대. 성폭력을 비롯한 성폭행 경험.
- 천재지변과 재해: 코로나 사태와 같은 전 세계적인 감염병 유행, 화재, 홍수, 눈사태 등의 재해.
- 전쟁이나 테러: 전쟁이나 테러의 경험, 수용소 구금.
- 직업으로 겪는 사고: 소방대원, 구조대원, 경찰이 구조 활동을 하면서 겪는 정신적 외상.
- 극도의 신체적인 고통과 생명을 위협하는 질병: 뇌출혈, 심정지, 쇼크 등.

트라우마를 치유하려면

역사적으로 트라우마는 1980년이 되어서야 비로소 정식 병명으로 인정되었다. 제2차 세계대전과 베트남 전쟁 참전 군인들이 겪는 정신적 상처가 너무 심각했는데, 이에 대한 진단명이 없던 시절이 있었다. 군인이 전쟁에 참전하여 겪게 되는 정신적인 충격을 인정하지 않았던 것이다. 하지만 이들이 종전 후 일상생활이 어려울 정도의 심리적 외상으로 인한 후유증에 시달렸기 때문에 이에 관심을 가질 수밖에 없었다.

많은 가정에서 일어나는 가정폭력과 아이들에 대한 신체적인 학대, 성폭력은 심각한 외상의 경험이 된다. 가정폭력과 성폭력 피해자들에게서 나타나는 심리 증후군은 전쟁 생존자들에게서 나타나는 증후군과 똑같이 나타난다. 하지만 여성과 아이들에 대한 폭력이 인권침해라고 인정된 것은 1970년대에 와서야 여성운동가의 노력으로 이루어졌다. 그리고 이들의 노력으로 트라우마는 실제 진단으로 인정받게 되었다.

각종 사건·사고는 우리 앞에 매일같이 일어나고 있다. 사랑하는 사람과의 사별이나, 불시의 자연재해나 교통사고, 전쟁, 테러, 강간 등 각종 사고를 겪고 생명의 위협을 느끼는 것은, 어쩌면 피하기 어려운 불행인지도 모른다. 악한 마음을 먹은 사람으로 인한 사건이나 자연재해가 사라지지 않는 한 트라우마도 사라지지 않을 것이다.

그렇지만 이때 겪는 슬픔, 분노, 절망감을 감추어선 안 된다. 안전한 곳에서 믿을 수 있는 사람에게 충분히 감정을 드러내는 것이 치유의 시작이다. 치료자와 신뢰를 쌓고 이전에 경험한 트라우마를 다시 들여다보며 극복하는 것이 치료 방법이다. 이때 감추어두었던 상처를 보면서 생기는 슬픔에 대해 어느 정도 애도 기간을 보낸 뒤 일상으로 돌아가야 한다. 슬픔이 길어지면 더 깊은 마음의 병이 되기 때문이다. 이처럼 트라우마를 기억하고 드러내는 것이 치료의 시작이라 할 수 있다.

트라우마 치료에 널리 사용되고 있는 치료법으로 안구운동 민감소실 및 재처리요법Eye Movement Desensitization & Reprocessing: EMDR이 있다. 일상의 기억 대부분은 시간이 지나면서 희미해지는 데에 비해, 매우 고통스러운 기억은 대뇌에 잊히지 않고 얼어붙은 상태로 저장되는데, 이를 안구운동으로 회복시키는 방법이다. 인위적으로 빠르게 수평으로 움직이는 안구운동을 해서 외상 기억에 대한 고통을 감소시키고 과거를 정확히 회상할 수 있게 도와준다.

6장

약물치료

약물치료는
언제 해야 하나?

정신건강의학과에서의 치료는 크게 약물치료와 상담치료로 나뉜다. 정신과의 상담치료인 정신분석치료는 1900년대 초반, 지그문트 프로이트Sigmund Freud에 의해 처음으로 주창되었다. 프로이트는 어릴 때 마음에 큰 상처를 입는 경험을 하고 이 상처가 치유되지 않은 채 남게 되면 성인이 되어 정신적인 어려움을 겪게 된다고 보았다. 어린 시절 경험한 트라우마가 무의식에 남아 자기도 모르는 사이에 정신질환으로 이어진다고 했다. 또한 프로이트는 치료자와의 대화를 통해 트라우마를 밝히고 이를 극복하는 과정인 정신분석적 정신 치료를 세상에 알렸다.

약 40년 전부터는 뇌과학과 뇌 영상 촬영 기술이 비약적으로 발달하면서 정신분석이론과는 다르게 '정신질환은 뇌기능장애'라는 사실이 밝혀졌다. 뇌기능장애란 뇌가 수술이 필요한 정도의 기질적인 문제가 아니라 뇌세포 조직에서 일어나는 변화로 뇌가 적절히 기능하지 못하는 상태를 말한다. 미세한 뇌기능장애로 가볍게는 집중력이 떨어지거나 학습장애가 발생하기도 한다. 이 외에도 뇌기능장애는 여러 가지 정신적인 문제를 일으킨다.

뇌과학 분야의 눈부신 발전으로 사람들이 문제 행동을 하는 근본적인 이유를 밝혀내는 데 성공했다. 과거 정신분석이론 중심의 정신장애이론에 더해 뇌의 문제와 정신적인 문제의 연관성을 밝혀낸 것이다.

정신의학은 지난 100년간의 역사에서 프로이트가 주장한 정신분석치료와 뇌과학의 발달로 지금도 계속 발전하고 있는 약물치료, 이 두 가지가 가장 중요한 치료법으로 자리 잡고 있다.

정신적 문제는 뇌기능장애의 문제다

과거에는 정신적 문제가 생길 경우, 이를 자신도 어찌할 수 없는 일로 여겼지만, 최근에는 뇌기능장애의 문제로 받아들이고 있다. 다시 말해 정서나 감정, 그리고 이상행동은 불안정한 뇌의 상태에서 비롯되는 것이다. 최근에는 뇌과학의 발달로 뇌 기능이 많이 밝혀지면서 뇌기능장애인 정신질환에 대해서도 과학적인 해결책들이 생겨나고 있다. 뇌기능장애에 대해 더 깊이 이해하면서 정신적인 문제를 보다 합리적으로 해결해 나갈 수 있게 된 것이다.

우리 뇌에는 수를 헤아릴 수 없을 정도로 많은 신경세포가 있고 이 세포는 서로 연결되어 전기 신호를 주고받는다. 이때 전기 신호는 어떤 메시지를 전달하고 이 메시지에 따라 사람은 특정 행동을 하게 된다. 신경세포 간의 전기신호를 전달해 주는 연결 고리를 '시냅스synapse'라고 한다. 시냅스를 통해 신경전달물질이 전달된다. 시냅스에서 핑퐁처럼 왔다 갔다 하면서 뇌세포를 연결하는 신경전달물질은 뇌 기능이 균형을 이루도록 돕는다. 그런데 신경전달물질의 균형이 깨져 신경전달이 방해를 받으면 정신질환이 생기게 된다. 따라서 정신과 약물은 시냅스에 작용하는 신경전달물질의 양을 조절하는 작용을 한다.

기분 조절에 관여하는 신경전달물질

뇌는 하늘보다 넓다

나란히 놓고 대보면

그 안에 하늘이 쉬이 들어오고

그 옆에 당신마저 들어오니까

– 에밀리 디킨슨, 「뇌는 하늘보다 넓다」 중에서

시인의 말대로 뇌는 우주와 같이 넓고 광활한 미지의 영역이다. 지금까지 뇌과학자들은 많은 신경전달물질을 발견하면서 이 미지의 영역에 도전하고 있다.

뇌과학자들은 우리 몸속에서 분비되는 엔도르핀이나 세로토닌과 같은 신경전달물질이 뇌신경세포에 영향을 주어 사람의 기분은 물론이고 행동에도 영향을 준다는 사실을 밝혀냈다. 뇌과학자들은 현재까지 100개 이상의 신경전달물질을 밝혀냈으며, 정신적인 문제가 신경전달물질과 관련되어 있다는 것을 알아냄으로써 정신질환에 대해 더 잘 이해할 수 있게 되었다.

정서장애와 관련된 세 가지 신경전달물질

● 세로토닌

불안을 쉽게 느끼는 동물들에게 세로토닌을 투여하면 느긋한 태도를 보이고 편안해하는 것을 볼 수 있다. 자살 충동을 느끼게 하거나 강박관념과 강박충동에 관여하는 화학물질이다. 몸속에 세로토닌이 부족하면 우울 증상과 강박 증상이 나타난다. 따라서 대부분의 우울증과 강박증 치료제에는 세로토닌 분비를 촉진하는 성분이 포함되어 있다. 세로토닌은 일명 행복 호르몬이라고 불린다.

● 도파민

스트레스를 많이 받으면 몸속에서 분비되는 스트레스 호르몬이다. 쾌감과도 관련이 있어서, 쾌감과 행복감을 증가시킨다. 감정에 관여하기 때문에 도파민이 부족하면 공격적인 행동을 보일 수 있고, 주의력과 기억력이 떨어진다. 우울증의 부정적인 생각 습관을 고

치는 데 꼭 필요한 호르몬이다. 조현병이나 파킨슨병과도 관련이 있다.

● 노르에피네프린

노르에피네프린은 스트레스를 받을 때 분비되는 신경전달물질이다. 불안을 일으켜 여러 가지 신체 증상을 일으킨다. 심박수가 증가하고 손발에 땀이 나고, 집중력이 떨어진다. 불안장애가 있는 사람들은 노르에피네프린 수치가 매우 높게 나타난다. 주의력과 집중력은 물론이고, 각성이나 공포와도 깊은 관련이 있다.

***

정신질환이 생기는 이유는 여러 가지다. 개인의 성격이나 생활환경에서 비롯된 여러 가지 스트레스가 원인이 된다. 이러한 스트레스로 인해 뇌의 화학작용이 크게 변화되어 정신질환으로 이어진다.

우리의 생각, 감정, 행동은 뇌 안에서 신경전달물질들의 화학적인 작용과 연결되어 있다. 대부분의 정신과 약물치료는 시냅스에 작용하는 신경전달물질의 양을 조절하는 것이다. 따라서 항우울제나 항불안제로 신경전달물질을 조정해 우울과 불안에서 벗어나게 도움을 주는 것이 정신약물치료이다.

우울증의 약물치료

요즘 사람들이 성급하고 공격적인 성향을 보이는 이유가 무엇일까? 햄버거나 피자 같은 인스턴트식품 때문이라고 생각하는 사람들도 있다. 그렇다면 인스턴트식품을 먹으면 모두 폭력적인 성격이 되는 것일까? 사람들은 인스턴트식품이 폭력성의 원인이 아니라는 것을 분명히 알고 있다. 다만 인스턴트식품으로 폭력성이 유발되는 사람도 있을 수 있다는 것이다. 문제는 인스턴트식품에 대한 개인의 취약성일 것이다.

뇌가 아주 취약한 경우에는 사소한 스트레스에도 우울증이 생길수 있다. 뇌가 취약하지 않더라도 심한 스트레스를 받으면 우울증이 생길 수도 있지만, 취약한 뇌의 경우는 우울증의 직접적인 원인이 된다.

우울증 환자의 뇌를 살펴보면 뇌의 활동성에 변화가 생기고, 뇌에서 분비되는 신경전달물질이 다른 사람들과 다르게 반응한다. 우리의 기분을 유지시켜 주는 세 가지 신경전달물질로 세로토닌, 도파민, 노르에피네프린이 있다. 우울증은 일반적으로 세로토닌과 노르에피네프린이 부족하거나 세 가지 신경전달물질이 불균형을 이룰 때 발생한다. 특히 세로토닌은 기분을 조절하는 신경전달물질로 우울증과 깊은 연관성이 있다. 우울증은 명백한 뇌질환이며, 우울증 치료에서 가장 중요한 것은 약물로 신경전달물질을 조절하여 뇌의 균형을 유도하는 것이다.

우울증이란 스스로 기운을 내고 정신을 똑바로 차린다고 해서 극복할 수 있는 것이 아니며, 항우울제로 뇌 신경전달물질의 불균형을 교정해야 하는 뇌질환임을 유념해야 한다.

'프로작'으로 치료하는 우울증

수십 년간 새로운 우울증 치료제가 계속 개발되어 우울증 치료에 놀라운 발전이 있었다. 현재 전 세계적으로 우울증 환자가 증가하여 항우울제의 수요도 엄청나게 늘고 있는 추세다. 최근에 우울증 치료에서 가장 효과적으로 처방되고 있는 약물은 선택적 세로토닌 재흡수 억제제selective serotonin reuptake inhibitor: SSRI 계통의 항우울제다. 이와 관련된 대표적인 약물 '프로작'은 처음 시판된 직후 전 세계적으로 큰 반향을 불러일으켰다.

「OECD 건강 보고서」(2019)에 따르면 한국의 자살률은 세계 1위인데도 우울증 치료제 복용량은 지극히 저조해서 OECD 회원국 중

최하위 수준인 것으로 나타났다. 또한 한국은 우울증 환자들이 항우울제를 너무 쓰지 않아 오히려 문제라는 지적을 받고 있다. "만일 국가에도 기분이라는 게 있다면, 한국은 프로작이 필요할지 모른다(If countries have moods, South Korea may be in need of some Prozac)"라는 말이 나올 정도다. 이처럼 우울증 진단과 약물치료가 잘 되지 않고 있는 가장 큰 이유는 정신과 치료에 대한 편견 때문이다.

약물치료를 하는 경우 대개 사람들은 약물의 부작용과 중독에 대해서 걱정을 많이 한다. 하지만 두통이 심하면 일상생활을 할 수 없듯이 우울증도 일상생활을 방해하는 병이다. 두통을 진정시키기 위해 진통제를 복용하는 것처럼 우울증도 약물치료를 통해 치료해야 한다.

우울증을 치료하는 데 이용되는 또 하나의 항우울제로는 삼환계항우울제가 있다. 삼환계항우울제는 역사가 오래된 약으로, 만약 선택적 세로토닌 억제제에 효과가 없는 경우는 삼환계항우울제가 도움이 될 수 있다.

우울 증상이 심할 경우엔 약물치료가 가장 중요하다. 우울증 약물 사용의 효과는 크고 뚜렷이 나타나는 경우가 대부분이다. 약물치료로 우울증이 단기간 내에 치료되는 경우도 있지만, 재발 방지를 위해 8개월 이상 약물치료를 유지해야 한다. 유지 요법의 기간이 길수록 재발률은 상대적으로 낮아진다. 그리고 약물치료를 중단할 때도 갑자기 중단하는 것이 아니라 복용량을 천천히 조금씩 줄여가야 한다.

　세로토닌을 증가시키는 약물은 강박장애를 치료하는 데도 상당히 효과적이다. 대뇌의 기저핵과 전두엽의 상호 연계에는 세로토닌이 작용한다. 강박장애의 경우 뇌 검사에서 이 상호 연계에 문제가 있는 것으로 나타났다. 따라서 세로토닌에 작용하는 약물인 선택적 세로토닌 재흡수 억제제 계통 약들은 강박장애 치료제로 사용된다.

불안장애의 약물치료

항불안제는 불안을 없애주는 약이다. 진정제 또는 안정제라고 불리기도 한다. 식품의약품안전처의 조사에 의하면 2019년 한 해 동안 우리나라 국민 여덟 명 중 한 명이 항불안제를 처방받은 것으로 나타났다. 많은 국민들이 불안에 시달린다는 증거일 것이다. 항불안제는 신경성 위염이나 통증, 갱년기장애에도 효과가 있다. 특히 벤조디아제핀계 항불안제는 근육 이완이나 수면 유도 작용도 있어 내과에서도 많이 처방된다.

항불안제 중 고효능 신경안정제인 알프라졸람의 효과는 매우 탁월해서 공황장애 증상이 나타날 때 한 알만 복용해도 매우 효과가 좋다. 항불안제는 치료 효과가 바로 나타나 불안을 빠르게 감소시킨다. 하지만 약이 없으면 다시 불안해지기 때문에 벤조디아제핀계 약물 사용을 갑자기 중단하면 재발 위험이 높아진다. 이처럼 향정신성의약품으로 분류되는 항불안제들은 효과가 큰 만큼 약물 의존도가 커지기도 하고 약에 대한 내성이 생길 수도 있기 때문에 8주 이상은 복용하지 않도록 한다. 또한 항불안제는 졸리거나 기억력이 떨어지는 부작용이 있기 때문에 주의해야 한다.

하지만 약물에 의존한다는 것이 약물에 중독된다는 뜻은 아니다. 많은 사람들은 항우울제나 항불안제를 사용하면 마약에 중독되듯이 평생 끊을 수 없을지도 모른다는 두려움을 느낀다. 하지만 약을 수년간 사용하더라도 약 복용량이 지속적으로 늘어나는 것은 아니다.

약물치료를 중단할 때도 복용량을 점점 줄여가며 서서히 중단해야 한다. 또한 약물치료는 반드시 다른 치료와 병행해야 한다. 지난 10년 사이에 불안장애 치료법은 인지치료, 행동치료, 호흡 요법 등으로 다양해졌다. 일단 약물치료와 함께 다른 치료법(호흡 요법, 근육 이완 스트레칭)과 병행하면서 복용량을 줄여가야 한다. 다른 치료법과 병행하지 않는다면 약물 사용이 장기간 지속될 수도 있다.

약을 복용하면 15분 내에 효과가 있는 항불안제를 복용하지 않고 주머니에 넣어 다니는 것만으로도 불안을 느끼지 않을 수도 있다. 약물 사용 효과에 대한 믿음만으로 불안이 진정되기도 한다.

항우울제도 불안을 치료한다

최근에 개발된 항우울제는 우울증뿐 아니라 불안증에도 치료 효과가 있다. 뇌 신경전달물질 중에 불안과 관련이 있는 세로토닌의 재흡수 억제 작용이나 노르에피네프린에 작용하기 때문이다. 많은 항우울제는 불안을 해소하는 효과도 있기 때문에 공황장애를 비롯해서 불안장애의 약물치료에 사용되고 있다.

항우울제는 치료 효과가 오래 유지되고 불안이나 공황발작을 예방하는 효과도 있다. 항불안제에 비해 습관성이 없는 것도 장점이다. 항우울제를 불안 치료에 사용할 때는 부작용 예방을 위해 소량으로 시작해야 한다. 첫 2~3주간 복용량을 서서히 늘려가야 한다. 불안 증상이 호전되었다고 약을 중단하면 다시 재발하는 경우가 많기 때문에 증상이 회복되면 복용량을 서서히 줄여가야 한다.

불안장애에 대한 항우울제 복용은 최소 몇 달 동안 매일 복용해야 한다. 약물 사용의 효과는 크고 뚜렷이 나타나는 경우가 대부분이다. 호흡 요법이나 인지치료, 긴장 이완 요법 등 다른 치료법을 시도할 때도 불안을 일단 조절해야 하기 때문에 약물치료와 함께 시작하는 것이 바람직하다.

가족의 도움이 필요하다

불안장애 치료에서 또 한 가지 중요한 사항은 가족이나 친구 등 주변 사람들이 환자의 고통을 이해하는 것이다. 불안장애 환자는 여러 신체적인 증상으로 정신적 고통에 시달리지만 병원 검사에선 별다른 이상이 발견되지 않는다. 그러다 보니 환자의 가족들은 불안장애를 병이라기보다는 의지의 문제라고 판단하기 쉽다. 그러니까 마음만 먹으면 환자 스스로가 잘 이겨낼 수 있다고 여기고 '마음을 단단히 가지고 정신 차리기'를 요구하기도 한다. 하지만 이러한 태도는 환자에게 좌절감만 안겨줄 뿐 아니라 불안 증상을 오히려 악화시켜 우울증에 빠지게 할 수도 있기 때문에 주의해야 한다.

무대공포증을
치료하는 베타차단제

많은 청중 앞에서 발표하거나 큰 무대나 공연에 설 때는 누구나 긴장한다. 하지만 거의 신경이 마비되는 듯하면서 머릿속이 하얘져서 아무것도 할 수 없는 상황이 된다면 무대공포증이 찾아온 것이다.

무대에 오르면 긴장과 공포의 호르몬인 아드레날린이 분비되어 전신이 떨리는 신체 반응이 일어난다. 이때 베타차단제를 복용하면 아드레날린의 효과를 차단해서 무대공포증에 동반되는 증상을 완화시켜 준다.

많은 종류의 베타차단제가 있으며 가장 많이 사용되는 것은 프로프라놀롤 성분의 '인데놀'이라는 약이다. 불안에 동반되는 신체적인 증상인 두근거림, 식은땀, 얼굴 붉어짐과 같은 증상을 완화시키는 것이 목적인 경우에도 베타차단제를 사용한다.

시험 불안증에 가장 빈번히 처방되는 약물도 인데놀이다. '떨지 않는 약'인 인데놀을 소량 복용하면 가슴이 두근거리거나 손이 떨리는 증상이 잦아든다. 인데놀은 고혈압 치료에도 쓰이는 약물로 노르에피네프린 증가로 인한 두통, 복통, 빠른 심장박동, 손발의 발한증에 빠른 효과를 보인다.

사용법은 시험 보기 한 시간 전에 필요한 만큼 투여한다. 대개 소량으로도 시험 불안에 놀라운 효과를 보인다. 무대공포증과 같은 수행 불안에도 소량의 인데놀을 복용하면 불안감이 사라지고 맑은 정신으로 무대에 설 수 있다. 습관적이고 장기적인 복용은 피해야 한다.

불안장애 증상은 정신과 상담과 약물 복용으로 단 며칠 만에 좋아질 수도 있기 때문에 너무 염려하지 않는 것이 좋다. 오히려 불안과 걱정, 공포심이 지속되면 증상을 악화하므로 하루빨리 병원을 찾는 것이 좋다. 불안장애를 빨리 치료받지 않으면 우울증이 생길 수 있고, 불안을 스스로 해소하기 위해 알코올의존증에 빠지는 사람도 있다. 이런 경우 치료가 더 어려워지기 때문에 불안장애는 빠른 치료가 필요하다.

신경전달물질의 균형을 이루는 데 작용하는 항우울제와 항불안제를 복용함으로써 불안장애가 치료되며, 약물치료 단독으로 70% 이상의 치료 효과를 볼 수 있다. 약물치료에 더해 인지치료 및 호흡치료 등을 병행하면 90% 이상에서 치료 효과를 얻을 수 있다. 불안장애에 가장 효과적인 방법은 약물치료와 함께 스트레스 상황에서 스스로 근육을 이완하는 훈련과 호흡 훈련을 하는 것이다.

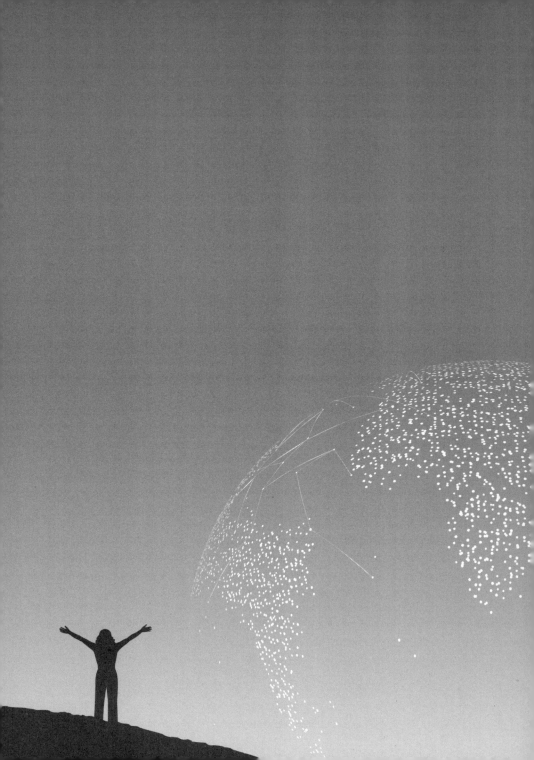

7장

호흡치료

호흡으로 편안해지기

스트레스를 받으면 우리 몸의 교감신경이 흥분된다. 교감신경 흥분은 몸 안의 장기 여러 곳에 영향을 끼치고 신체 곳곳에서 긴장 반응을 일으킨다. 소화불량이 되거나 혈압이 높아지고 심장이 빨리 뛰게 된다. 또한 호흡이 가빠지고, 입이 마르고, 손에 땀이 나며, 화장실에 자주 가고 싶어진다. 이러한 교감신경 흥분이 쉼 없이 장기간 지속되면 매순간 공격해 오는 호랑이를 피해 달아나거나 싸워야 하는 상황에 처한 것처럼 몸과 마음이 지쳐버린다.

교감신경 흥분 반응 중 유일하게 스스로 조절이 가능한 것이 호흡이다. 혈액순환이나 맥박 조절은 자동화되어 있어 우리가 마음먹은 대로 조절하기 어렵지만, 호흡은 빠른 호흡 또는 느린 호흡으로 스스로 조절이 가능하다. 내가 조절할 수 있는 호흡을 통해 교감신경의 흥분을 떨어뜨리고 불안 증상을 조절하는 것이 호흡 요법이다.

우리는 매일 호흡을 하고 있지만 호흡하고 있다는 사실을 잊고

산다. 하지만 불안이나 우울로 인해 가슴에 답답함이나 통증을 느껴 호흡이 어려워지면 그제야 비로소 편안한 호흡이 얼마나 소중한 것인지 알게 된다.

횡격막호흡이란

호흡은 크게 가슴(흉식)호흡과, 배(복식)호흡, 횡격막호흡으로 나눌 수 있다. 가슴호흡은 숨을 들이마실 때 가슴이 커지는 것이다. 이때 가슴부위가 팽창하고, 쇄골은 들어가고 어깨가 올라간다.

복식호흡은 숨을 들이마실 때 가슴보다 배를 더 많이 부풀려서 호흡량을 늘리는 호흡법이다.

횡격막호흡은 복식호흡 중 특히 아랫배를 내밀어 횡격막 운동을 강화하는 호흡법이다. 횡격막이란 흉부와 복부 사이에 있는 둥근 돔 모양의 근육막이다. 이 근육을 위아래로 움직여 폐를 부풀리는 것이 횡격막호흡이다. 횡격막은 복근과 등근육 등 수의근을 통해 조절할 수 있다. 특히 복근으로 횡격막의 위아래 움직임 조절이 가능하다. 아랫배를 내밀면 복근의 작용으로 횡격막이 아래로 내려가게 된다. 그리고 폐가 더 부풀어 공기를 더 많이 들이마시게 된다. 이처럼 흉강과 복강을 나누는 횡격막이 아래로 내려가 횡격막을 더 크게 움직이는 호흡이기 때문에 횡격막호흡이라고 한다. 횡격막호흡은 가슴호흡의 3~5배 정도의 공기를 더 들이마실 수 있는 호흡법이다. 평소에는 횡격막호흡을 느낄 수 없지만, 깊은 한숨을 쉴 때는 호흡이 커지는 것을 느낄 수 있다.

단전호흡이란

아랫배의 단전을 중심으로 배를 크게 부풀리고 호흡하는 단전호흡도 횡격막호흡과 같은 말이다. '단전'이란 붉은 단丹, 밭 전田으로, '열이 나는 밭'이라는 뜻이다. 단전은 해부학적인 이름이 아니라 아랫배 호흡을 통해 따뜻해지는 부위를 가리키는 말이다.

아랫배 호흡을 깊고 길게 하면 마치 풀무질을 하여 열을 내듯이 아랫배가 따뜻해지는 것을 느낄 수 있다. 단전호흡을 꾸준히 실천하면 전신의 혈액순환을 촉진시켜 건강 증진에 큰 도움이 된다. 몸 전체에 충분한 양의 산소가 공급되어 세포의 신진대사가 활발해지고, 그 결과 손발도 따뜻해진다.

아기들은 태어나 모두 복식호흡을 하며 자란다. 그런데 일상의 긴장과 스트레스가 쌓이면서 점차 복식호흡을 잊고 가슴호흡을 하는 어른으로 자라게 된다. 사실 많은 건강상의 문제는 이러한 가슴호흡과 연관이 있다.

가슴호흡을 하면 생기는 문제들

● 쉽게 피로해진다

가슴호흡은 폐의 상부 3분의 1만으로 호흡하는 것이다. 그러면 전
신으로 공급되는 산소의 양이 부족하여 쉽게 피로해진다.

● 호흡이 가쁘고 빨라진다

가슴호흡을 하면 공기 흡입량이 충분하지 않다. 그러다 보니 흡입
량을 보충하기 위해 호흡의 횟수가 늘어난다. 들숨과 날숨을 한 번
씩 하는 한 호흡에 4초 정도의 시간이 걸리고, 1분에 15회 이상 급
하게 숨을 쉰다면 당신은 가슴호흡을 하고 있는 것이다.

● 자주 한숨을 내뱉는 습관이 생긴다

호흡이 빨라지다 보니 과도한 호흡을 조정하기 위해 자주 한숨을
쉬는 습관이 생긴다.

● 목과 어깨가 긴장되고 통증을 느낀다

가슴호흡을 장기간 하면 어깨와 목 등의 근육들은 수축되면서 쇄골
부위는 들어가게 된다. 숨을 마실 때 폐의 상부만 움직이다 보니 어
깨를 들어 올리는 경우가 많아 어깨가 굳어지기도 한다. 가슴호흡
으로 분당 15회 이상의 짧은 호흡을 하는 것은 목과 어깨의 근육들
이 쉴 틈 없이 일을 한다는 뜻이다. 이는 어깨와 목의 만성적인 통

증의 원인이 된다.

● 목소리가 자주 쉬거나 작아진다

가슴호흡을 하면 호흡이 빠르고 가빠져 목과 혀 근육이 긴장된다. 이로 인해 성대도 긴장된다. 성대 긴장으로 목소리가 쉬거나 성대를 통해 충분한 공기를 내보내지 못해 큰 소리를 내기 어려워진다.

● 정서적인 불안을 느낀다

가슴호흡을 지속적으로 하는 것은 교감신경을 자극하는 것이다. 교감신경이 계속 자극을 받으면 마치 주변에 위협적인 일이 발생한 것처럼 몸과 마음이 반응한다. 이렇듯 불안함과 초조함, 안절부절 못함이 지속되면 정서불안까지 생길 수 있다.

횡격막호흡으로
생기는 몸과 마음의 변화

횡격막은 상체의 가슴 부분과 아래 내장 기관을 나누고 있다. 돔 모양으로 오른쪽이 약간 더 올라가 있는 형태다. 사람이 의지로 움직일 수 있어 막이라는 이름이 붙었지만 사실 두꺼운 근육에 가깝다.

횡격막은 '영적인 근육'이라고도 불린다. 그 이유는 횡격막을 위아래로 더 크게 움직이는 호흡을 통해 신체뿐 아니라 마음에도 많은 변화가 생길 수 있기 때문이다. 횡격막호흡(단전호흡)을 하면 생길 수 있는 몸과 마음의 변화는 다음과 같다.

횡격막호흡을 하면 생기는 몸의 변화

● 자세가 교정된다

횡격막호흡에 쓰이는 근육은 다양하다. 가슴근육과 복근, 복근 중앙 옆을 가로지르는 복직근과 항문 주변의 항문거근도 횡격막호흡을 할 때 함께 움직인다. 따라서 횡격막호흡 자체로도 많은 근육을 움직일 수 있다.

먼저 근육 이완을 충분히 하고 횡격막호흡을 훈련하면 횡격막을 중심으로 상체를 지탱하는 근육들이 강화되어 자세가 교정되는 효과가 있다.

● **목과 어깨 근육의 통증이 완화된다**

긴장 상태가 지속되어 빠른 호흡인 가슴호흡을 하게 되면 우리 몸의 목과 어깨 근육이 가장 먼저 뭉치게 된다. 빠른 호흡은 혈관과 근육을 수축시키기 때문에 신체 중 특히 목과 어깨의 통증을 일으키기도 한다. 복근을 많이 사용하는 횡격막호흡은 목과 어깨 근육의 부담을 줄여 이 부위의 통증을 완화한다.

● **소화 기능을 높인다**

횡격막호흡은 가슴호흡에 비해 횡격막의 위아래 움직임을 2~3배 키울 수 있다. 횡격막호흡을 하면 복압이 높아져, 이 복압으로 복강 내에 있는 장기들을 마사지하는 효과가 생긴다. 또한 위와 장을 자극하고 내장의 움직임이 활발해져 소화 기능과 대사 기능을 촉진하는 효과도 있다.

● **과호흡을 진정시킨다**

불안하면 얕고 거친 호흡인 과호흡을 자꾸만 하게 된다. 이러한 과호흡 때문에 이산화탄소가 과다하게 배출되어 상대적으로 몸에 이산화탄소가 부족해지면 과호흡 증상인 실신감이나 어지럼증, 두통을 느끼게 된다. 횡격막호흡을 하면 교감신경계의 긴장이 완화되고 체내 이산화탄소 수치도 정상으로 돌아오게 된다. 호흡이 안정되고 어지러움이나 두통 등의 증상도 완화된다. 공황장애의 주증상인 과호흡이 느리고 깊은 호흡으로 조절되는 이유다.

● 고혈압을 감소시킨다

횡격막호흡은 가슴호흡에 비해 호흡이 비교적 느리고 깊다. 깊고 느린 호흡은 부교감신경계 활동을 촉진한다. 부교감신경계 활동이 촉진되면 심박동수도 느려지고, 수축된 혈관이 늘어난다. 따라서 횡경막호흡은 고혈압 환자에게도 도움이 된다.

● 뇌세포의 활동을 촉진한다

과호흡을 하면 상대적으로 몸에 이산화탄소 양이 부족해진다. 호흡이 깊어지면 혈중 이산화탄소 양이 늘면서 뇌혈류량이 증가한다. 따라서 짧고 얕은 호흡인 가슴호흡에 비해 깊은 호흡인 횡격막호흡은 뇌의 혈류량을 늘려 뇌세포 활동을 촉진하는 효과가 있다.

횡경막호흡을 하면 생기는 마음의 변화

● 마음이 편안해진다

화가 나면 호흡이 가빠질 뿐 아니라 심장도 빨리 뛴다. 이때 횡격막호흡으로 천천히 숨을 쉬면 가슴 두근거림이 진정되고 심장박동이 원만해지면서 점차 마음의 평정을 찾게 된다. 횡경막호흡을 통해 흥분되었던 교감신경계가 안정되고 부교감신경계가 활성화되어 불안하고 초조한 마음이 진정되는 것이다.

● 죽을 것만 같은 공포심이 사라진다

공황장애의 가장 흔한 증상은 가슴이 답답하고 심장이 두근거리는 것이다. 병원에서 많은 검사를 받아도 정상으로 판정되기 때문에 환자들은 자신이 죽을병에 걸렸다는 공포심을 느낀다. 횡격막호흡으로 마음의 안정을 찾으면 공포심도 줄어든다.

● 불면증이 개선된다

호흡은 몸과 마음을 이어주는 다리와 같다. 스트레스 상황에서 교감신경이 흥분되면 과호흡을 하게 되고 신체 근육이 긴장되는데, 이는 불면증의 원인이 된다. 과호흡으로 발생한 불면증과 악몽, 만성피로는 횡격막호흡으로 개선할 수 있다.

자신의 호흡 살펴보기

우리는 숨을 쉬지 않고서는 한순간도 살아갈 수 없지만 평소에는 자신의 호흡을 의식하지 못한다. 하지만 심부전증, 폐질환 등의 질병을 앓거나 천식, 공황장애 등으로 가슴이 답답해지고 호흡하기가 힘들어지면 비로소 자신의 호흡을 돌아보게 된다. 따라서 횡격막 호흡을 훈련하기 전에 먼저 자신이 어떤 호흡을 하고 있는지 살펴보는 것이 중요하다. 아래 순서로 호흡을 해본다.

① 먼저 편안히 누워서 왼손은 가슴 위에 놓고 오른손은 배 위에 놓는다.
② 몇 분 동안 자연스럽게 호흡을 해본다.
③ 숨을 들이쉴 때 왼손이 오른손보다 올라가는지(가슴호흡), 아니면 오른손이 왼손보다 더 올라가는지(배호흡) 살펴본다.

가슴호흡을 하는 경우

성인들은 대부분 가슴호흡을 한다. 가슴호흡은 숨을 들이마실 때 아랫배를 당기면서 가슴을 내미는 호흡이다. 가슴호흡을 하면 가슴 쪽에 둔 손이 아랫배에 둔 손보다 더 높이 올라간다. 보통 호흡은 무의식적으로 하기 때문에 이렇게 손을 대고 만져보지 않으면 자신이 가슴호흡을 하고 있다는 사실을 잘 알아차리지 못한다.

가슴이 답답할 때 평소보다 더 큰 심호흡을 해본다. 이때 가슴이 시원하게 느껴진다면 평소에 가슴호흡을 하고 있는 증거라고 보면 된다. 몸에 너무 꽉 끼는 청바지를 입거나 허리를 압박하는 옷차림을 하는 것도 가슴호흡을 하게 되는 원인이다.

복식호흡을 하는 경우

누워서 왼손은 가슴 위에 놓고 오른손은 배 위에 놓았을 때 오른손이 왼손보다 더 올라가 있는 경우다. 복식호흡은 가슴호흡에 비해 훨씬 많은 양의 공기로 호흡할 수 있다.

복식호흡은 숨을 들이마실 때 복부가 팽창되어 올라오고 내쉴 때는 복부가 편안한 상태가 되는 호흡이다. 흡기 시에 배꼽 위아래가 동시에 부풀어 오른다.

횡격막호흡을 하는 경우

복식호흡보다 더 많은 공기를 들이마시는 호흡은 횡격막호흡이다. 복식호흡은 배 전체로 호흡하여 배 위아래가 다 부풀지만, 횡격막호흡은 배꼽 아래 아랫배가 더 부풀어 오르는 호흡법이다.

횡격막호흡으로 숨을 들이마시면 아랫배가 충분히 나오면서 횡격막이 아래로 당겨지면서 자연스럽게 폐활량이 늘어난다. 이때 하복부뿐 아니라 서혜부와 등까지 팽창하게 된다. 숨을 내쉴 때는 아랫배가 수축되면서 횡격막은 다시 올라가게 된다. 횡격막호흡은 이러한 원리를 통해 들이쉬고 내쉬는 호흡량을 늘리는 것이다. 마치 온몸이 호흡에 참여하는 듯이 깊고 크게 호흡할 수 있다.

가슴호흡을 하는 경우 500cc 정도의 공기가 폐로 들어오지만, 의식적으로 아랫배를 부풀리는 횡격막호흡을 하면 이보다 3~5배의 공기를 마시고 내쉴 수 있게 된다. 횡격막호흡은 한숨을 깊게 쉬는 것과 같아서 이완과 시원함을 동시에 느낄 수 있다.

횡격막호흡 훈련하기

누워서 하는 횡격막호흡

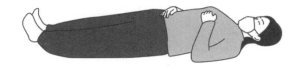

① 먼저 편안하고 조용한 장소에 눕는다.

② 몸과 마음을 완전히 이완시킨다. 눈을 감고 평소 생활 중 가장 마음이 편
안했던 상황을 떠올린다.

③ 발끝에서 시작하여 천천히 발목, 다리, 허리, 배, 가슴, 목, 머리 순서로 머
리끝까지 온몸을 스캔하듯이 스스로 살피며 이완해 간다.

④ 천천히, 편안하게 왼손은 가슴에 두고 오른손은 아랫배에 두어 오른손이
왼손보다 더 높아지는 횡격막호흡을 실시한다.

⑤ 호흡의 횟수는 처음에는 몸에 맡겨 자연스럽게 들이쉬고 내쉰다.

⑥ 호흡이 익숙해지면 마음속으로 천천히 숫자를 세면서 한다.

⑦ 들숨을 할 때 1~5까지 세고 날숨을 할 때도 1~5까지 세어본다.

⑧ 이렇게 하면 1분에 5~6회의 호흡을 할 수 있다(일반적으로 사람들은 들숨과 날숨을 한 호흡으로 4~5초 하여 1분에 12회 이상 호흡한다. 1분에 15회 이상이 되면 과호흡이다).

천천히 호흡하여 호흡의 길이를 2배로 늘리는 훈련을 한다. 호흡이 깊어지면 횡격막의 작용으로 부교감신경이 활성화되어 몸이 이완되면서 호흡의 길이도 점차 길어진다.

서서 하는 횡경막호흡

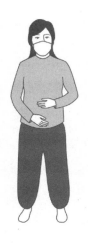

누워서 하는 횡격막호흡에 익숙해지면 서서 해본다. 서서 하는 호흡에 익숙해지면 어떤 장소에서든지 횡경막호흡을 할 수 있게 된다.

① 횡격막호흡을 하기 전에 다리를 어깨너비로 벌리고 편안하게 선다. 코를 통해 공기를 깊고 크게 들이마신다. 입은 되도록 사용하지 않는다. 입은 다물고 턱을 당긴다. 서서 호흡할 때

에는 꼬리뼈를 중심으로 척추를 바로 세웠는지 확인한다. 가슴과 어깨에 힘을 빼서 상체에 힘이 들어가지 않도록 하는 것이 중요하다.

② 들이마실 때는 풍선이 부풀어 오른다는 느낌으로 아랫배를 부풀리고, 내쉴 때는 풍선에 바람이 빠지는 것처럼 수축한다.

③ 횡격막호흡은 천천히 하는 것이 좋다. 5초간 천천히 들이마시거나, 3초간 크게 숨을 들이쉬고 2초는 숨을 잠시 멈췄다가 다시 5초간 천천히 숨을 내쉰다. 익숙해지면 5초간 들이마신 뒤 다시 5초간 숨을 은은히 멈추었다가 다시 5초간 천천히 숨을 내쉬고 내쉰 상태로 5초간 멈춘다. 숨을 멈춘다고 해서 호흡이 끊어지는 것은 아니다. 그런 느낌으로 하는 것이다. 이렇게 하면 한 호흡이 20초가 되어 아주 긴 호흡을 하게 된다.

이러한 느린 호흡을 할 때 가장 중요한 것은 몸의 근육, 특히 상체 근육의 힘을 빼고 이완 상태에서 하는 것이다.

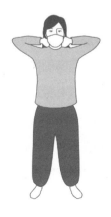

머리 뒤로 손깍지를 끼고 호흡하기

머리 뒤에 손깍지를 끼고, 숨을 들이쉬며 가슴을 넓게 폈다가 내쉬면서 양 팔꿈치를 앞으로 모으는 동작을 해본다. 이때도 아랫배로 하는 호흡을 한다.

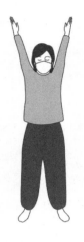

두 손을 들고 호흡하기

양팔을 위로 들어 올린 뒤에 숨을 내쉬면서 양손을 천천히 내리는 동작을 해보면 더 깊게 호흡이 되는 것을 느낄 수 있다. 이때 아랫배로 하는 횡격막호흡을 한다. 내쉴 때 손을 내리고 호흡이 손끝, 발끝을 통해 나간다는 느낌으로 한다.

앉아서 하는 횡경막호흡

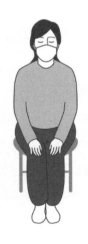

전통적으로 횡경막호흡을 할 때는 양반다리 자세나 가부좌 자세로 호흡을 한다. 양반다리 자세는 한쪽 다리를 다른 쪽에 올리는 자세이다. 가부좌 자세는 양쪽 다리가 서로 교차되어 올라간다. 하지만 많은 사람들은 입식 생활에 익숙해 가부좌 자세를 불편하게 느낀다.

가부좌 자세가 불편할 때는 의자에 앉아서 호흡할 수도 있다. 의자에 앉을 때는 의자에 깊숙이 앉거나 살짝 걸터앉아서 척추가 바로 선 자세에서 호흡하는 것이 중요하다. 너무 푹신한 소파나 침대에서는 척추가 휘어진 자세가 되므로 깊은 횡격막호흡을 하기 어렵다. 따라서 소파나 침대 위에서 하는 것은 바람직하지 않다.

***

서서 하거나 앉아서 하는 호흡을 평소에 꾸준히 연습하면 일상 생활을 하면서 갑자기 불안해지거나 숨이 가빠오는 느낌이 들 때 바로 횡격막호흡을 실행해 도움을 받을 수 있다. 불안으로 가슴이 답답해질 때도 이러한 훈련을 통해 그 자리에서 호흡 조절을 실행하여 편안해질 수 있다.

호흡 명상

오늘날 우리는 지나치게 많은 스트레스와 정보의 홍수 속에서 불안을 느끼며 살아가고 있다. 이러한 현대인의 불안감을 치유하기 위한 방법으로 전 세계적으로 명상 열풍이 불고 있다. 명상은 불안으로 인해 흥분된 교감신경을 안정시키고, 부교감신경을 활성화하여 몸의 긴장과 불안감을 없애는 데 도움을 주기 때문이다. 매일 15~30분 정도 명상하는 것은 스트레스 호르몬 수치를 낮추는 효과가 크다.

명상은 지나친 자극에 시달리는 뇌를 쉬게 하는 것이다. 불교의 참선이나 MBSR Mindfulness-Based-Stress Reduction program로 알려진 '마음챙김을 기반으로 한 스트레스 감소 프로그램'도 명상법이다. 마음챙김 명상은 만성통증 환자에게 많은 도움을 주고 있다. 횡경막호흡이라 불리는 단전호흡은 우리나라에 전통적으로 내려오는 명상법이다. 단전호흡을 통해 몸과 마음을 다스리고 마음의 평화를 찾을 수 있다.

호흡보다는 다양한 운동을 하고 음식물이나 영양제 섭취를 더 중요하게 여기는 사람도 많다. 하지만 최근에는 호흡 치료에 대한 관심이 높아지면서 단전호흡에 관심이 높아지고 있다.

호흡 명상 연습하기

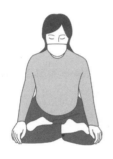 ① 편안한 자세로 앉는다. 가부좌나 양반다리 자세를 취한다. 가부좌 자세는 허리를 바로 세우고 횡격막호흡을 하는 데 가장 안정적인 자세이다.

② 잠깐 동안 상체를 좌우로 흔들고, 앞뒤로 흔들어 보면서, 상체가 엉덩이와 양다리 사이에서 균형을 잡고 있는 듯한 느낌이 드는 지점을 확인한다.

③ 허리를 곧게 펴고 앉아서 척추가 머리 무게를 지탱하며 양 무릎과 엉덩이가 삼각형의 피라미드 모양이 되게 한다. 바르게 앉은 자세로 몸이 피라미드 도형이 되면 마음이 가라앉는다. 이 자세는 참선과 명상에서 가장 중요하게 여기는 자세다.

④ 코를 통해 호흡하고 횡격막호흡을 한다.

⑤ 횡격막이 오르내리는 것에 집중하거나 아랫배에 있는 단전에 집중한다. 단전의 위치는 배꼽으로부터 몸 중심선을 따라 4센티미터 아래에서 다시 몸 안쪽으로 5센티미터 정도 들어간 깊숙한 곳에 있다.

⑥ 다른 생각은 잠시 멈추고 지금 이 순간의 호흡에만 집중한다.

　　명상의 핵심은 자신의 호흡을 지켜보는 것이다. 즉 자신의 호흡이 길고 짧음을 알아차리는 것이다. 호흡이 거친지 부드러운지 살펴보는 것만으로도 몸과 마음의 연결에 대해 많은 것을 알아차릴 수 있다. 예를 들면 화가 났을 때는 호흡이 거칠고 짧아진다. 이때 호흡을 부드럽고 긴 호흡으로 바꾼다면 마음의 평정을 찾을 수 있다.

　　우리는 숨을 쉬지 않고는 살 수 없다. 항상 숨을 쉬고 있기 때문에 특별히 주의를 기울여 자율신경을 조절할 수 있는 다른 대상을 찾을 필요가 없는 것이다. 숨 쉬는 것은 내가 지켜볼 수 있고 또 느리게 쉬거나 빨리 쉬면서 스스로 조절할 수 있다.

멍때리는 연습하기

눈을 뜨는 순간부터 쉴 새 없이 일만 하는 뇌를 잠깐 쉬게 하는 방법은 없을까? 이런 생각으로 시작된 멍때리기zone out는 아무런 생각도 하지 않고 뇌를 쉬게 하는 것이다. 영어 '존 아웃zone out'은 지금 이 순간의 시공간을 잠시 벗어난다는 뜻인데, 과학적으로도 효과가 입증된 방법이다.

　　멍때리기를 하면 컴퓨터를 껐다가 다시 켜듯이 뇌가 초기화되어 더 효율적으로 일할 준비를 할 수 있다. 이렇게 하면 집중력과 기억력, 학습력과 창의력이 향상된다. 정보를 받기만 하는 뇌를 쉬게 하고 '비집중 모드'로 만들어 효율적인 아이디어와 생각을 만들어내는 것이다.

멍때리는 연습은 하루 1~2회, 20분 정도로 모든 활동을 줄이고 멍하게 있어 보는 것이다. 휴대폰 사용은 물론이고 졸기나 잠자기도 하지 않아야 한다.

불면증을 치료하는 수면 호흡 명상

우리나라 성인의 절반 정도는 수면장애로 고통받고 있다. 수면장애는 잠들기가 어렵거나 자다가도 계속 깨는 경우다. 성인의 경우 매일 밤 수면 시간이 4시간이 안 되면 수면장애로 본다. 또한 수면 시간이 6시간 이하면서 본인이 불편함을 느끼는 경우도 치료가 필요한 수면장애로 본다.

불면증이란 살아가면서 생긴 해결되지 못한 문제에 대한 생각과 걱정을 떨치기 어려워서 생기는 것이다. 불면증 환자 대부분은 병원에서 수면제를 처방받는다. 하지만 수면유도제의 장기 복용은 의존의 위험이 있을 뿐 아니라 약물치료에도 큰 효과를 보지 못하는 경우도 흔하다. 이런 경우 어떻게 해야 할까?

호흡 명상은 불면증 완화 효과가 매우 높다고 입증되었다. 호흡에 집중하면서 낮 동안에 생긴 걱정거리와 불안한 감정을 잊고 스트레스를 완화하는 것이 수면 호흡 명상이다.

불면증 개선을 위한 호흡 명상 하는 방법

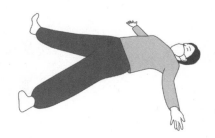

① 편안하게 누운 자세에서 10분간 호흡에만 집중한다.

② 다섯을 세면서 숨을 들이쉬고 다시 다섯을 세면서 숨을 내쉰다.

③ 숨을 코로 들이마시고 코로 내쉬지만, 내쉴 때는 호흡이 발끝을 통해 나간
   다는 느낌으로 한다. 이때 아랫배가 부푸는 횡격막호흡을 한다.

④ 이렇게 하면 대개 10분이 되기 전에 잠들게 된다.

수면장애 개선을 위해서는 늦어도 밤 12시 전에 잠자리에 들어야
한다. 또한 하루 식사는 낮에 식사량이 가장 많게 식단을 조절하고
저녁은 소량을 섭취한다. 잠들기 2시간 전에는 물 이외에는 음식을
섭취하지 않는다.

걷기 명상

우리가 할 수 있는 동작 중 가장 쉽고 건강에 도움이 되는 동작은
'걷기'다. 매일 하는 걷기도 어떤 마음으로 하느냐에 따라 명상으로
탈바꿈시킬 수 있다. 어떤 장소에서 얼마나 걸어야 하는지도 중요
하지만, 걸을 때 어디에 마음을 두느냐가 중요하다. 걸을 때 호흡에
중점을 두면 걷기 명상이 된다.

천천히 걸으면서 호흡과 함께 신체의 스트레스 반응을 완화하는
것이 '걷기 명상'이다. 걷기에 명상을 접목한 것이다. 먼저 어깨와
목의 긴장을 풀고 편안한 마음으로 걷는다. 이때 호흡이 어디서
일어나고 있는지 살펴보면서 걸어야 한다. 자신의 호흡이 배에서
일어나는지, 가슴에서 일어나는지를 스스로 관찰해야 한다. 그리
고 횡격막호흡으로 숨을 쉬면서 아랫배가 부풀어 오르는 것을 느
끼며 걷는다.

호흡에 집중하며 걷는 것은 긴장을 이완하는 데 큰 도움이 된다.
네 걸음에 숨을 들이마시고, 다시 내쉬면서 네 걸음을 걸어본다. 익

숙해지면 들이쉬고 내쉬고를 여섯 걸음으로 늘리고 다시 여덟 걸음으로 늘리는 식으로 하면, 더 크고 긴 호흡을 하는 효과를 거둘 수 있다.

걷기는 꼭 외부에서만 해야 하는 것도 아니다. 집 안에서 앞으로 걷기, 뒤로 걷기, 옆으로 걷기를 해도 도움이 된다. 다만 호흡에 집중하고 발바닥에 무게를 느끼면서 걷는다. 발에 모든 체중을 싣고 발과 땅바닥이 만나는 느낌에 집중하면 몸에서 힘이 저절로 빠져 횡격막호흡이 더 쉬워진다.

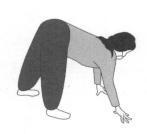

동물놀이 운동도 긴장 이완에 도움이 된다. 곰처럼 뒤뚱뒤뚱 걷거나 호랑이처럼 네 발로 걸어보는 것도 좋다. 이러한 동작들은 최근에 '애니멀 운동animal flow'이라고 해서 유행하고 있다. 한나라의 명의 화타가 만들었다고 전해지는 오금희五禽戲는 사슴, 새, 원숭이, 호랑이, 곰의 움직임과 특징을 본뜬 동작들이다. 정해진 동작대로 따라 하는 것보다 자신이 좋아하는 동물의 동작을 따라서 해보는 것이 더 흥미로울 것이다. 동물놀이 운동으로 전신의 근육 이완과 깊은 호흡을 동시에 할 수 있다.

8장

근육 이완 스트레칭

'화병'을 치료하는
근육 이완 스트레칭

마음이 불안해지면 온몸의 근육이 긴장을 하게 된다. 역으로 신체적 근육 긴장을 감소시키면 불안을 줄일 수 있다. 감정과 생리 상태는 서로 연결되어 있기 때문이다. 이러한 원리로 근육 이완을 통해 교감신경계의 활성도를 낮추고 긴장을 완화하는 훈련을 근육 이완 스트레칭이라고 한다.

'화병' 증상 중 하나인 가슴 압박감은 스트레스로 인한 가슴근육의 긴장 때문에 일어난다. 근육 이완 스트레칭은 불안과 긴장감을 감소시킬 뿐 아니라 심장 두근거림이나 호흡곤란, 가슴 압박감 등의 신체 증상을 조절하는 데도 매우 효과적이다. 근육 이완 스트레칭은 결과적으로 몸과 마음을 여유롭고 편안하게 유지시켜 준다.

누워서 하는 전신 이완 스트레칭

우선 편안하게 눕는다. 온몸에 힘을 빼면서 천천히 이완시킨다. 이완하는 순서는 머리끝에서 시작한다. 전신을 스캔한다는 생각으로 머리끝에서 천천히 이완하여, 이마, 눈썹, 눈, 코, 입 순서로 내려오면서 이완해 나간다. 각 부위의 긴장이 완전히 풀리는 것을 느끼며 진행한다.

목, 가슴, 배로 내려오면서 이완하고, 골반, 무릎, 다리로 천천히 내려온다. 말 그대로 전신을 위에서 아래로 스캔하듯이 천천히 이완한다. 마지막에는 발끝으로 이완한다. 긴장감이 발을 통해 몸 밖으로 빠져나가는 것을 느껴본다.

처음에는 어색하게 느껴져도 힘을 빼면서 하면 마음 가는 데 몸이 따라가듯 생각하는 해당 근육의 이완을 느낄 수 있다. 근육 이완 스트레칭은 근육의 긴장을 없애 불안을 줄이는 효과가 있다.

전신 이완 스트레칭은 하루에 아침저녁으로 10분씩만 해도 효과가 있다. 본인이 가장 편안했던 경험을 상상해 보거나 가장 편안한 자세를 취하는 것도 이완에 도움이 된다. 전신 이완을 하고 나서 자신이 불안감을 느꼈을 때 특히 통증을 많이 느끼는 가슴이나 목 부위를 더 자주 집중적으로 이완하는 것도 도움이 된다.

전신의 관절을 돌리는 이완 스트레칭

불안해지면 전신의 근육이 긴장한다. 전신 근육을 이완하는 가장 빠른 방법은 관절을 중심으로 움직이는 동작을 하는 것이다. 전신의 관절을 돌리는 이완 스트레칭으로 단시간에 전신을 이완할 수 있다.

우리 몸에는 모두 6개의 큰 관절이 있다. 상체의 목·손목·어깨 관절과 하체의 허리·무릎·발목 관절이다. 이 관절들을 천천히 좌우로 크게 돌린다. 우선 허리를 중심으로 허리, 무릎, 발목을 천천히 돌린다. 크게 원을 그린다는 느낌으로 왼쪽 5회, 오른쪽 5회를 돌린다. 다음에는 목, 손목, 어깨를 천천히 좌우로 5회씩 돌린다.

근육을 더 긴장 시킨 후에 이완하는 스트레칭

전신 이완 스트레칭은 처음부터 힘을 빼고 해야 한다. 근육 이완이 어렵게 느껴지면 일단 근육을 더 긴장시킨 후에 이완을 해본다. 긴장시킨 후에 이완하면 실제로 근육 이완이 더 잘 이루어진다. 평소에 훈련할 때는 발끝에서 시작해서 머리로 올라가는 순서로 한다.

① 발, 다리, 골반 등 각 근육별로 1에서 5까지 서서히 세면서 근육을 긴장시킨다.

② 최대한 긴장시킨 상태에서 5까지 세면서 머무른다.

③ 그런 다음 다시 1부터 10까지 세면서 서서히 근육을 이완한다.

④ 근육의 긴장을 거의 못 느끼는 상태가 될 때까지 여러 번 반복한다.

목근육, 가슴근육 이완 스트레칭

불안이 심하거나 공황 상태가 되면 가슴통증과 압박감을 느끼게 된다. 이런 증상은 실제로 심장에 이상이 생긴 것이 아니라, 불안으로 인한 목근육과 가슴근육의 긴장과 수축으로 일어나는 통증인 경우가 대부분이다.

이때는 특히 목근육과 가슴근육에 더욱 집중하여 이완하는 훈련이 필요하다. 이 두 부위에 특히 힘을 주고 5초간 가슴근육을 긴장시킨 후에 천천히 힘을 빼면서 '편안하다'라고 소리를 내본다. 근육을 더 긴장시킨 후에 이완하는 방법을 충분히 연습하면 통증을 느끼는 근육을 이완하기가 훨씬 더 수월해진다.

근육 이완 스트레칭의
두 가지 방법

근육 이완 스트레칭에는 두 가지 방법이 있다. 근육을 먼저 수축시키고 이완하는 훈련을 통해 근육의 긴장 상태를 이완 상태로 바꾸는 방법과 처음부터 이완한 상태로 스트레칭하는 방법이다. 먼저 수축시키고 이완하는 스트레칭은 다음과 같은 순서로 한다.

① 먼저 자신의 근육 긴장도를 스스로 느끼는 것이 중요하다.
② 지나치게 긴장되어 있어 이완이 필요한 특정 근육을 일단 최대한 수축시킨다.
③ 긴장을 유지한 상태에서 그 감각을 기억해 둔다.
④ 다시 근육을 이완하면서 긴장이 사라지는 감각에 집중한다.

이러한 순서로 근육이 이완되는 것을 스스로 느끼도록 훈련하는 것이다. 매일 5~10분 정도 하는 것이 바람직하다.

횡격막호흡을 위한 근육 이완 스트레칭

복부 근육에 대한 근육 이완 스트레칭은 횡격막호흡을 시작하기 전에 복부 근육의 감각을 느끼는 데 많은 도움이 된다.

① 처음에는 복부를 팽창했다가 수축한다.
② 복부 부위를 납작하고 단단하게 만들어 복부 근육을 긴장시킨 후 5초간 유지한다.
③ 복부 근육을 긴장시킨 상태에서는 가슴근육이 팽창되어 가슴호흡을 하게 된다. 복부 근육이 수축된 상태에서 하는 가슴호흡을 잘 기억해 둔다.
④ 10초간 천천히 배에서 힘을 빼면서 복부 근육을 이완하면서 복부 부위를 내민다.
⑤ 복부를 내민 상태에서 아랫배호흡(횡격막호흡)을 해본다. 숨을 내쉬어 복부 근육이 이완될 때 가슴근육도 함께 납작해지면서 이완되는 느낌을 느껴본다.
⑥ 횡격막호흡을 계속하면서 가슴근육과 배근육이 함께 이완되는 느낌을 느껴본다.

횡격막호흡을 할 때 손바닥을 복부에 대면 이완된 느낌을 느끼는 데 도움이 된다.

어깨 근육 이완 스트레칭 1

먼저 수축시키고 이완하는 방법

책상에 앉아 장시간 일하는 사람들 대부분은 어깨근육이 긴장되어 굳어 있다. 그러다 보니 어깨 통증을 느끼는 경우가 많다. 이때 어깨 근육의 긴장을 풀어주기 위해 다음과 같은 순서로 근육 이완 스트레칭을 실시하여 통증을 완화시킨다.

① 먼저 어깨 근육을 본인이 느낄 수 있는 만큼 더 강하게 긴장시킨다.

② 머리는 고정한 상태에서 어깨를 귀 쪽으로 최대한 들어 올려 거북목 상태를 10초 동안 유지한다. 이때 어깨뿐 아니라 뒷목과 등, 어깨 주위의 근육 긴장감도 함께 느낀다.

③ 20초 동안 서서히 아래로 어깨를 늘어뜨린다.

④ 어깨 근육이 이완되었을 때 시원하고 얼얼해지는 감각에 집중한다.

⑤ 이완된 느낌을 잘 기억하면서 천천히 어깨를 앞으로 3회, 뒤로 3회 돌려서 마무리한다. 이때 마지막까지 이완되는 느낌에 집중한다.

어깨 근육 이완 스트레칭 2

처음부터 이완하는 방법

처음부터 근육을 이완하고 최대한 힘을 빼면서 시작한다. 같은 자세를 최소한 1분 이상 유지하면서 근육 이완을 유도한다.

① 두 팔을 하늘을 향해 천천히 들어 올린다.
② 위에서 누군가가 팔을 당긴다는 느낌으로 두 팔을 올린다.
③ 팔의 무게를 어깨에 싣는다고 생각하면서 최대한 팔과 어깨의 힘을 뺀다.
④ 그 자세를 최소한 1분 이상 유지한다.
⑤ 시간이 지나면서 어깨가 점차 이완되는 느낌을 느낀다.
⑥ 자세를 유지하는 시간이 길어질수록 근육이 이완되는 느낌이 강해지는데, 이를 잘 느껴본다.

***

본인이 긴장을 많이 느끼는 근육에 대해 근육 이완 스트레칭을 꾸준히 반복해서 실시해 본다. 수축한 후에 이완하는 스트레칭이나 이완된 상태에서 1분 이상 같은 자세를 유지하는 이완 스트레칭 중 자신에게 더 효과가 있다고 생각하는 이완법을 실시하면 된다.

9장

인지치료와 행동치료

불안장애는
부정적인 생각 때문에 생긴다

여기 물이 반이 찬 컵이 있다. 사람들은 어떤 반응을 보일까? 물이 '반이나 남았다'고 여기는 사람들도 있고, '물이 반밖에 남지 않았다'고 여기는 사람들도 있을 것이다. 걱정이 많고 불안한 성향이 있는 사람들은 '컵에 반밖에 남지 않은 물은 곧 사라지고, 마실 물이 없어질 것이다'라고 생각하며 두려워한다.

'반밖에 안 남았다'고 생각하는 사람들은 물이 곧 없어지지 않을까 하는 걱정 때문에 불안한 감정을 갖게 되고, 불안으로 인한 생리 증상인 초조, 안절부절, 목마름 증상을 느끼게 된다. 결과적으로 물이 더 필요해지는 악순환에 갇히게 된다. 이렇듯 같은 현상을 어떻게 생각하고 받아들이는지에 따라 감정 반응과 신체 반응, 그리고 행동의 결과가 상당히 달라질 수 있다.

인지치료란 불안을 느끼는 사람의 증상과 관련한 그릇된 반복사고나 고정관념, 부정적 사고방식인 '인지 왜곡'을 찾아 합리적인 사고로 바꾸는 치료법이다. 즉 생각의 조절을 통해 병적인 감정을 수정하는 치료법이다.

A는 '내가 시험에 떨어지면 어떻게 하지'라고 생각하며 불안해했다. 시험을 보기 전인데도 이러한 부정적이고 왜곡된 생각 때문에 불안하고 초조해진 것이다.

A는 왜 이런 부정적인 생각을 하게 되었을까. 이전에 몇 번 시험에 실패한 경험이 원인일 수도 있다. 혹은 어릴 적 부모로부터 '너는 제대로 하는 일이 없어'라는 말을 듣고 자라서 자신감이 부족한 것이 원인일 수도 있다. 이렇듯 인지치료는 부정적인 생각을 하게 된 이유를 치료자와 함께 찾고, 비합리적인 생각을 좀 더 합리적인 생각으로 바꿀 수 있도록 도와주는 것이다.

한번 불안을 경험한 사람들은 다시 그런 고통스러운 경험을 반복하지 않을까 하는 두려움을 가지고 있다. 이러한 두려움은 고통스러운 경험에 대한 부정적인 생각 때문에 생기는 것이다. 예를 들어 운전을 하면서 터널 속에서 가슴이 답답해지는 경험을 우연히 했던 사람은 터널을 지나지 않고 가까이서 보기만 해도 가슴이 답답해지기도 한다.

인지치료는 불안 증상이 극심하게 나타나는 초기에는 약물치료와 병용하다가 점차 약물 사용을 줄여나간다. 인지치료는 약물치료 후 스스로 증상을 조절할 수 있도록 하기 때문에 유지 치료로 유용하다.

불안한 사람들이 가지고 있는 부정적인 생각의 틀은 대부분 객관성이 결여됐거나 비현실적인 경우가 많다. 따라서 이러한 부정적인 생각의 틀을 바꾸고, 긍정적이고 현실적인 생각을 하는 훈련이 필요하다. 쉽게 불안해지는 사람들은 흔히 다음과 같은 '인지 왜곡'을 가지고 있다.

불안장애를 일으키는 '인지 왜곡' 사례

● 사람들은 상처받기 쉬우므로 다른 사람의 마음을 상하게 해서는 안 된다

다른 사람을 지나치게 의식하면 자신의 감정을 감추게 된다. 억눌리고 감추어져 표현되지 못한 감정들은 불안의 원인이 된다.

● 다른 사람들이 내 의견에 반대한다면 그건 내가 나쁘거나 잘못됐기 때문이다

이런 생각은 자괴감과 자책감이 들게 한다. 자기 탓을 하면 불안해진다. 나도 다른 사람의 의사에 반대를 표명할 수 있다. 내가 반대한다고 해서 그 사람이 나쁜 사람은 아니라는 걸 나도 잘 알고 있다.

● 이 세상에는 이상적으로 완벽한 사람과 완벽한 관계가 있다

다른 사람에게 지나치게 기대하게 만드는 생각이다. 그리고 기대

가 크기 때문에 인간관계에서 쉽게 상처받고 배신감을 느낀다.

● **화를 내거나 분노하는 것은 무조건 나쁘고 파괴적인 감정이다**
화를 내거나 분노하는 것은 다른 사람에게 해를 끼치지만 않는다면
솔직한 감정 표현이다. 때로 마음을 정화해 주기도 한다. 오히려
부정적인 감정을 억누르면 불안해진다.

● **모든 일을 완벽하게 해야 한다**
모든 일을 완벽하게 해야 한다는 생각은 자신을 옭매는 생각이다. 항
상 다른 사람과 비교하므로 쉽게 절망하게 된다. 다른 사람에게도
완벽할 것을 요구하기 때문에 인간관계에서 갈등이 생긴다.

● **내가 경험하고 느끼는 일들은 결코 내가 조절할 수 없다**
이러한 생각은 불안과 무기력감의 원인이 된다. 나의 감정을 조절
할 수 있는 사람은 나 자신임을 깨달아야 한다.

● **행복과 즐거움은 다른 사람들과의 관계 속에서 생긴다. 혼자 지내는 것
은 끔찍한 일이다**
행복의 기준을 다른 사람에게 둔다면 혼자 있을 때 불행해진다. 혼
자 지내면서 외로워하지 않고 자신이 할 일을 찾아서 할 수 있는 사
람이 건강한 사람이다.

● 이기적인 것은 나쁜 일이다

충분히 성숙하기 전에 이타적인 행동을 요구하는 것은 자기희생을 요구하는 것이다. 이기적인 본능을 감추기만 하면 심한 불안을 느끼게 된다. 나 자신을 위한 이기적인 행동은 오히려 다른 사람에게 도움이 되기도 한다. 예를 들어 부모의 사랑과 인정을 받기 위해 이기적인 마음을 감추고 있는 아이들은 자라서 부모를 괴롭히는 행동을 보이기도 한다.

***

불안은 우리가 살아가면서 느끼는 지극히 정상적인 감정이다. 적절한 불안을 느낄 수 없다면 생존을 위협받거나 위험한 상황에서 벗어나기 어려워진다. 다만 정도가 너무 심하거나 비정상적인 불안은 불안장애의 원인이 된다.

평소에 자신의 사고 습관을 돌아보고 더욱 긍정적으로 생각하도록 훈련하는 것은 불안장애를 예방하는 가장 좋은 방법이다.

우울증은
나쁜 생각 때문에 생긴다

사람은 누구나 부정적으로 생각하는 경향이 있다. 다만 상대적으로 다른 사람에 비해 부정적인 생각을 더 많이, 더 자주 하는 사람도 있다. 일반적으로 사람들은 좋은 생각과 나쁜 생각을 일대일의 비율로 한다. 만약 다른 사람들에 비해 나쁜 생각을 두 배 정도 더 많이 하는 사람들에게는 어떤 일이 생길까?

부정적인 생각을 더 많이 하는 사람은 그렇지 않은 사람에 비해 우울증 위험이 더 높아진다. 부정적인 생각은 부정적인 기분을 만든다. 나쁜 생각이 반복되면 어떤 일을 대할 때마다 부정적으로 생각하는 것이 버릇이 되어 기분에도 영향을 끼치기 때문이다.

우울한 기분은 부정적인 생각에서 시작된다. 인지치료는 특히 우울증 환자에게서 볼 수 있는 부정적인 생각 습관을 바꾸는 것을 목표로 한다.

우울증 환자는 부정적으로 생각하는 것이 버릇이 되어 나중에는 거의 자동적으로 부정적인 생각들을 떠올린다. 이러한 우울한 사람들이 부정적으로 생각하는 버릇을 '인지 왜곡'이라고 한다. 우울증 환자들이 보이는 대표적인 인지 왜곡에는 다음과 같은 것들이 있다.

우울증 환자들의 인지 왜곡 사례

● 나는 왠지 실패한 느낌이야, 앞으로도 희망은 없어
자신의 경험과 느낌을 근거로 자신과 세상에 대해 자의적으로 판단한다. 자신이 감정적으로 내린 결론을 일반화한다.

● 나는 나쁜 인상이야, 누가 봐도 그럴 거야
한두 가지 경험을 확대해석 해 앞으로도 좋지 않은 경험이 계속 반복될 거라고 믿는다.

● 사람들이 나를 쳐다보지 않는 것은 나를 무시하는 거야
아무 관련 없는 문제들을 부당하게 관련짓는다.

● 성공이 아니면 실패한 거야. 중간은 없어
모든 일을 흑 아니면 백이라는 이분법으로 판단하거나 극단적으로 판단한다.

● 좋지 않은 면은 극대화하고 좋은 면은 극소화한다

나쁜 일에는 너무 큰 의미를 부여하는 반면, 자신의 좋은 점은 과소 평가한다.

● 항상 최악의 경우를 예상한다

나쁜 일이 생길 것이라고 믿는 재앙화 사고를 한다.

● 재수 없는 일이 계속 생기는 것은 모두 내 탓이야

모든 사건이나 상황을 자신과 결부시켜 해석하고 자책한다.

● 사람들이 나를 싫어하는 것은 내 학벌이 나쁘기 때문이야

중요한 것은 무시하고 부분적인 것을 선택해서 전체를 확대해석 한다.

● 나는 거짓말쟁이고 겁쟁이야

자기 자신의 잘못된 행동에 경멸적인 이름을 붙이고 자신에게 낙인 을 찍는다.

● 내가 취직이 된 건 운이 좋았기 때문이야

자신의 긍정적인 경험이나 능력을 낮추어 평가한다. 잘되면 운 덕 이고, 잘못되면 자신의 탓으로 생각한다.

사람은 누구나 긍정적인 경험보다는 부정적인 경험을 더 기억하고 자책하는 경향이 있다. 이러한 사고방식은 자신을 돌아보고 같은 실수를 반복하지 않도록 하는 긍정적인 면도 있다. 오만하지 않고 겸손한 태도이기도 하다.

하지만 사사건건 자책하고 자신에게 생기는 모든 일을 자기 탓으로 돌리고, 불행해한다면 자신의 사고방식이 혹 너무 부정적이지 않은지 되돌아보아야 한다. 부정적인 사고방식은 우울증으로 가는 지름길이기 때문이다.

긍정적으로 생각하는 연습이 필요하다

우울증의 인지치료는 이러한 자각에서 시작된다. 인지치료는 치료자와의 대화를 통해 환자에게 또 다른 해석을 제공하거나 그 사고방식에 대해 의문을 제기하여 부정적인 생각을 바꾸는 것이다. 소크라테스식 대화법을 통해 '왜 그렇게 생각하는가'를 반복하여 자신이 끊임없이 저지르는 재앙적인 편견에 대해서 다시 생각해 보게 한다. 즉 자신이 버릇처럼 해오는 자동적인 해석이 무엇인지 인지하고 바꿔나가는 것이다.

이 외에도 매일 일기를 써서 자신의 생각을 객관적으로 본다거나 다른 사람과의 대화를 통해 자신의 긍정적인 면을 찾아보는 것도 도움이 된다.

인지치료는 우울증뿐 아니라 공황장애나 강박증과 같은 불안장애에도 효과가 좋은 치료법이다. 공황 증상을 경험한 사람들은 대개 다시 그런 고통스러운 경험을 반복하지 않을까 하는 두려운 생각을 떨치지 못한다. 부정적으로 예견하는 생각을 긍정적인 것으로 바꾸고, 잘못된 생각에 대해 스스로 반박하는 훈련을 하도록 돕는 것이 인지치료다.

약물치료 후에 일단 증상이 완화되면 인지치료로 스스로 증상을 조절할 수 있기 때문에 인지치료는 우울증과 강박증, 공황장애의 유지 치료법으로 매우 유용하다.

부정적인 생각을
긍정적인 생각으로 바꾸기

공황장애를 겪는 사람들은 가슴 압박감이 갑자기 나타날 때 무척 당황한다. 대개 환자들이 느끼는 신체 증상들은 공포심을 유발하고, 공포심이 극심하다 보니 '나는 이러다 죽을 거야', '사람들이 보는 앞에서 쓰러질 거야'라는 비합리적인 생각에 빠지게 한다.

이때 '쓰러질 것 같은 느낌이 드는 것이지 결코 쓰러지거나 기절하지 않는다'고 확신reassurance하는 인지 훈련만으로도 상당한 효과를 거둘 수 있다.

문제는 공황장애로 인한 극심한 불안을 한번 경험하고 나면 불안한 생각이 저절로 떠오르는 자동사고를 하게 된다는 것이다. '가슴이 뛰고 어지러운 것은 나를 죽게 하거나 미치게 할 것이다'라는 잘못된 생각과 믿음을 바꾸는 것이 인지 훈련이다. '이 어지러움은 조금만 시간이 지나면 저절로 사라질 거야'라는 긍정적이고 합리적인 생각으로 바꾸는 것이다. 생각하는 방식을 바꾸고 반복해서 습관이 몸에 배도록 한다.

공황장애나 건강염려증 환자들이 느끼는 신체 증상은 불안으로 인해 발생한 것이다. 신체적으로 아무 이상이 없다 해도 불안으로 신체 증상을 느낀 경우에는 신체통증에 대한 공포심을 떨칠 수 없다. 이럴 경우 불안할 때 나타나는 여러 증상에 대한 생각을 바꾸는 훈련을 다음과 같은 순서로 꾸준히 해나가야 한다.

① 내가 지금 느끼는 신체통증과 불편함은 일시적인 것이다.
② 불안으로 나타나는 신체 증상은 내가 다스릴 수 있다.
③ 지금 느끼는 통증과 신체 증상이 실제로 몸에 해로운 영향을 끼치는 것이 아니다.
④ 지금 느끼는 통증과 신체 증상은 생명에 전혀 지장이 없다. 정상적인 스트레스 반응이 강화된 것일 뿐이다.
⑤ 불안 반응을 느낀다 해도 실제로 나는 몸에 이상이 없으며, 육체적으로 건강하다.

부정적인 생각을 하루아침에 바꾸기는 쉽지 않을 것이다. 시간을 투자해서 꾸준히 합리적이고 긍정적으로 생각하는 훈련이 필요하다.

잘못된 생각에 반박하는 혼잣말하기

'자기실현적 예언self-fulfilling prophecy'이라는 말이 있다. 자신에게 반복해서 말을 하면 그대로 이루어진다는 뜻이다. 특히 긍정적인 말을 반복하는 것이 효과가 있다.

나쁜 생각이 떠오를 때 이 생각에 반박하는 혼잣말하기를 자신에게 해본다. 예를 들면 '불안하면 절대 안 돼'라고 하는 대신에 '누구나 이런 상황에서는 긴장할 수 있어'라고 한다. '반드시 무엇을 해야 한다'거나 '절대로 무엇을 해서는 안 된다'라는 단정적인 생각은 감정이나 행동을 심하게 억압한다. 이러한 억압은 압박감, 죄책감, 분노감을 불러일으킨다. 따라서 '절대로 긴장하면 안 돼'라고 생각하는 대신에 '적당한 긴장은 일을 더 잘해낼 수 있는 에너지가 되기도 해'라고 혼잣말을 해본다.

● 혼잣말하기의 예

"나는 어떤 일이 일어나든 견딜 수 있어."

"심장이 조여온다고 쓰러지지는 않아. 나는 혼자서 훌훌 털고 일어날 수 있어."

"가슴이 답답한 건 불안감 때문이야, 심호흡을 하면서 답답함을 조절할 수 있어."

"이 상황에서 곧 벗어날 거야. 조금 기다리면 회복될 거야."

갑자기 불안이나 공포가 찾아올 때는 긍정적인 자기암시를 시도해 본다. 특히 자신에게 효과가 있다고 판단되는 말들을 평소 긴장을 느끼지 않는 상태에서 연습해 보는 것이 좋다. 그러면 갑자기 불안한 상황이 닥치더라도 자연스럽게 응용할 수 있다.

두려운 장소와
물건을 피하지 않는 행동치료

불안한 사람들이 보이는 가장 흔한 행동 중 하나는 '회피행동'이다. 불안을 일으키는 상황을 계속 회피한다는 뜻이다. 회피행동은 불안을 더 심하게 만든다. 행동요법은 두려움과 위협을 느끼는 장소와 물건에 대한 회피행동을 하지 않도록 하는 것이다. 그 상황에 의도적으로 노출되어 회피행동을 수정하는 것이 목표다. 예를 들면 피하려는 장소나 물건에 환자를 반복적으로 노출시켜 극복하게 한다. '자극감응훈련'이라고도 한다.

강박증에 대한 노출과 반응 방지법

강박적인 사고와 강박적인 행동을 감소시키는 행동 전략으로는 '노출 및 반응 방지exposure and response prevention: ERP' 기법이 가장 효과적이다.

사실 이러한 행동치료는 처음에는 불안이 오히려 심해진다. 하지만 계획된 순서로 잘 진행하면서 성공을 경험하면 불안을 스스로 잘 견뎌냈다는 자신감이 쌓인다. 결국 스스로 증상을 조절하고 줄여갈 수 있게 된다.

행동치료 과정 중에서 가장 중요한 것은 회피행동이나 강박행동을 하지 않기로 스스로 선택하는 것이다. 강박증으로 인한 불안감을 완전히 해소하는 것이기보다는 자신이 스스로 증상을 주체적으로 다루도록 하는 것이 행동치료의 목표다.

A는 숫자 세기, 확인하기, 그리고 더럽다고 느끼는 것이 조금이라도 손에 닿으면 지나치게 손을 씻는 강박행동을 보여 병원을 찾았다. 그는 다음과 같은 순서로 행동요법을 받기로 했다.

① 자신이 가장 불편하게 생각하는 증상을 적어본다.

② 노출되었을 때 가장 불안해지는 순서대로 적어본다.

③ 여러 증상 중 불안을 자제하기가 상대적으로 쉬운 증상부터 실시한다.

④ 일단 '문 닫기 확인하기' 버릇을 줄이기로 했다.

⑤ 문 닫기 확인하기 버릇이 성공적으로 줄어들자 '더러운 것을 만지고 씻지 않기'를 하기로 했다.

⑥ 더러워 보이는 문손잡이를 만지도록 한 다음 몇 시간이나 손을 씻지 않고 지낼 수 있는지 체크해 본다.

⑦ 손을 씻지 않는 시간을 점차 늘려간다.

⑧ 행동 조절에 실패하면 자제하기 쉬운 증상으로 돌아가 다시 해본다.

이와 같은 '노출'은 어떤 두려운 대상에 오래 접촉하여 익숙해지면 불안이 점차 줄어든다는 사실에 근거한 것이다. 더럽다고 느끼는 물건을 만지지 않는 경우라면 먼저 더럽다고 느끼는 물건을 계속 만지도록 한다. 이렇게 반복적으로 노출되는 과정에서 불안이 점차 사라지고 결국 접촉을 더 이상 두려워하지 않게 된다. 이는 '반응 방지' 기법과 함께 사용해야 한다. 예를 들면, 더러운 것을 만진 뒤에 강박적인 행위인 손 씻기를 금지하는 것이다. 강박장애가 있는 사람들이 느끼는 불안과 반응 행동 사이의 연관성을 차단하는 것이 이 '반응 방지' 기법이다.

　　이러한 행동치료를 통해 환자 스스로가 강박 증상으로 인한 불안을 효과적으로 다루고, 강박행동을 조절하는 방법을 배우게 한다. 행동치료는 약물치료와 병행할 때 더욱 효과적이다. 강박장애에 치료 초기에는 약물 복용과 행동치료를 병행한다. 약물치료는 만성화되고 습관이 되어버린 강박사고와 행동 교정에 상당히 도움이 된다. 일단 약물치료로 증상이 조절되면 행동치료와 병행하면서 스스로 증상을 조절할 수 있다는 자신감을 키워나가야 한다.

'꿈은 이루어진다'
심상요법

"꿈은 이루어진다"라는 말과 같이 '상상하면 이루어진다'는 원리로 불안장애를 치료하는 것이 심상요법Imagery이다. 상상을 통해 만든 시각적 이미지를 통해 정신적·신체적 반응을 일으켜 증상을 치료하는 것이다.

우리 몸과 마음은 현실적인 자극뿐 아니라 내면의 이미지와 상상에도 반응을 한다. 예를 들어 위험한 상황에서 도망가는 생각만 해도 근육이 긴장되고, 몸에 따뜻한 물건이 닿는 장면을 상상하면 실제로 체온이 올라간다. 공포영화를 보면 몸이 오싹해진다. 상상의 경험이 심리적인 실제 경험으로 받아들여지기 때문이다.

심상요법은 전통적인 심신의학의 한 방법으로, 역사적으로 많은 문화권에서 치료 목적으로 사용해 왔다. 완전히 이완된 상태에서 병이 나았다는 상상을 통해 치료하는 것이다. 엄마들이 아이가 아프다고 할 때 아픈 곳에 손을 대고 "엄마 손은 약손! 엄마 손은 약손!" 하면 씻은 듯이 통증이 사라지는 것과 같은 원리이다.

암 환자에게는 '암세포가 완전히 사라지는 모습을 상상하기'로, 통증 환자에게는 '통증이 점차로 사라지는 것을 상상하기'와 같은 방법이 의학적으로 사용되고 있다.

원하는 장면을 상상하고 영상화하면 그 상황에서 느낄 수 있는 감정과 느낌 등이 실제로 경험되면서 마치 현실에서 일어난 것 같은 느낌을 갖게 된다. 불안장애에 대한 심상요법은 불안과 공포영화로 시작된 '상상 극장'에서 이를 이겨내는 주인공이 되는 것이다.

불안장애를 치료하기 위한 심상요법 4단계

① 몸과 마음을 이완하기

먼저 자신의 호흡에 집중하며 전신을 이완시킨다. 눈을 감은 상태에서 가장 편안했던 순간을 상상하거나 가장 안락한 모습의 자신을 상상한다.

② 두려움과 불안을 유발하는 상황 상상하기

이완된 상태에서, 마음에 떠오르는 두려운 장면에 직면한 상태를 오감을 동원해 생생하게 상상한다. '나는 무엇을 보고 듣고 느낀다'로 감각적으로 상상한다. 무대공포증이 있다면 몸이 얼어붙고 눈앞이 하얗게 변하며 손이 떨리는 느낌을 생생하게 상상한다.

③ 상상 속에서 두려움에 맞서기

두려움을 유발하는 상황을 생생하게 상상한 다음, 완전히 다른 사람이 되어 편안한 마음으로 사람들 앞에서 연주하고 있는 자신의 모습을 상상해 본다. '난 지금 내 능력을 아주 잘 발휘하고 있어'와 같은 긍정적인 혼잣말을 되풀이한다. 두려움을 극복하는 자신의 모습을 상상하고 '완벽하게 잘해냈다'고 만족하며 미소 짓는 자신의 모습을 생생하게 묘사해 본다.

④ 평소에 긍정적 상상 훈련하기

'고생 끝에 낙이 온다'라는 말처럼 불안을 경험한 사람들은 평안함이 얼마나 소중한 것인지 잘 알고 있다. 상상하기를 통해 불안을 일으키는 상황에 익숙해지고 극복할 수 있다는 믿음을 강화하는 훈련을 평소에도 반복해서 실시하도록 한다. 두려워하는 상황을 해결할 수 있다는 생각은 새로운 능력이 되어 또 다른 꿈도 이루게 하는 힘이 된다.

지은이 김영화

성인정신과·소아정신과 전문의로, 현재 강동신경정신과의원 원장이다. 이화여자대학교 의과대학을 졸업하고 서울대학교병원에서 소아정신과 전임의를 수료했다. 미국 유타주 PCMC(Primary Children's Medical Center)와 유타주립대학교에서 정신건강의학과 임상의로 근무했으며, 27년째 정신건강의학과 전문의로 활동하고 있다. 한국양성평등교육진흥원 초빙교수, 여성가족부 정책자문위원, 대한정신건강의학과의사회 부회장, 서울시 강동구의사회 부회장을 역임했으며, 국가인권위원회 아동인권 자문위원(2020.12~현재), 강동구 자살예방협의회 부회장(2020.12~현재), 서울시교육청 위센터 자문의(2020.12~현재)를 맡고 있다.

저서로는 『6주 만에 끝내는 공황장애 치유법』(2020), 『우리 아이의 행복을 위한 성교육』(2018), 『학교폭력, 청소년 문제와 정신건강』(2012) 등 총 10권이 있다.

'코로나 블루' 긴급 처방전

정신과 의사가 권하는 '코로나 시대, 내 마음 지키는 법'

ⓒ 김영화, 2021

지은이 김영화
펴낸이 김종수
펴낸곳 한울엠플러스(주)
편집책임 최진희
편집 정은선

초판 1쇄 인쇄 2021년 4월 5일
초판 1쇄 발행 2021년 4월 20일

주소 10881 경기도 파주시 광인사길 153 한울시소빌딩 3층
전화 031-955-0655
팩스 031-955-0656
홈페이지 www.hanulmplus.kr
등록번호 제406-2015-000143호

Printed in Korea.
ISBN 978-89-460-8050-8 03510

* 책값은 겉표지에 표시되어 있습니다.

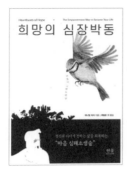

희망의 심장박동

정신과 의사가 전하는
삶을 회복하는 마음 심폐소생술

- 대니얼 피셔 지음 | 제철웅·김낭희·김성용·김효정
  박지혜·송승연·공세현·김경희·김주희·배진영
  정은혜 옮김
- 2020년 8월 24일 발행 | 신국판 | 384면

15년차 정신과 의사가 제안하는,
정신적 고통을 회복하는 희망의 메시지

정신질환자의 정신적 고통은 뇌의 화학적 불균형, 즉 결함 있는 공포의 악순환에 기인하는 것이 아니라 트라우마로 인한 인간적인 반응이다. 저자는 자신이 정신질환자로서 겪은 고통 그리고 회복하게 된 경험을 생생하게 증언하며, 이를 토대로 정신과 의사로서 '약물' 치료보다는 '희망'을 주는 조언자가 되어 환자를 치유한 경험을 공유한다.

나아가 저자는 정신건강 시스템을 개혁할 수 있는 변화를 제안한다. 정신적 스트레스를 겪은 경험이 있는 사람들을 정신병원이나 장애인 시설에 가두어놓는 대신, 새로운 회복 기반의 치유 방법을 도입하고 지역사회 서비스와 지원을 만들어나가서 그들의 정신적 고통을 '희망의 심장박동'을 주는 사회 시스템으로 치유하자는 것이다. 정신질환자에 대한 시선이 여전히 고정되어 있는 우리 개인과 사회에 이 책이 시사하는 바가 크다.

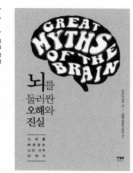

뇌를 둘러싼 오해와 진실

신화를 바로잡는 신경 과학 이야기

- 크리스천 재럿 지음 | 이명철·김재상·최준호 옮김
- 2020년 6월 12일 발행 | 신국판 | 448면

매력적인 혹설을 바로잡는 신경 과학
뇌에 관한 보편적인 믿음에 도전하는 과학적 사실들

많은 사람들이 '뇌', '신경'이라는 수식어에 열광한 것은 어제오늘의 일이 아니다. 신경 과학 분야 연구는 눈부신 진전을 이루어냈고, 사람들의 관심과 투자는 늘어나고 있다. 그러나 여전히 뇌를 둘러싼 우리의 지식은 제한되어 있다. 그 속에서 난무하는 뇌에 관한 오해와 억측은 과학적으로 입증된 사실과 거짓을 구분하기 어렵게 만든다.

『뇌를 둘러싼 오해와 진실』은 신경 과학 분야 칼럼니스트인 크리스천 재럿이 심리학과 신경 과학에 관한 지식을 널리 알리기 위해 쓴 책이다. 저자는 '생각은 심장에서 나온다'와 같은 과거의 신화들, 유명한 뇌 손상 환자들의 이야기, 뇌 훈련이나 뇌 스캔 혹은 뇌 질환에 관한 오해를 비롯해 오늘날까지 사람들 사이에 남아 있는 뇌에 관한 불멸의 신화 등을 41가지 주제로 구성하고, 과학적 합의와 증거를 바탕으로 진실에 비판적으로 다가간다.

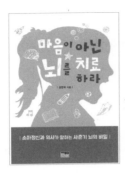

마음이 아닌 뇌를 치료하라

소아정신과 의사가 말하는 사춘기 뇌의 비밀

- 김영화 지음
- 2017년 11월 15일 발행 | 국판 | 248면

사춘기 부모들의 고민들에
소아정신과 의사가 똑소리 나게 답하다

10대 자녀를 둔 부모는 아이가 갑자기 불안해하거나 문제 행동을 보이면 자책하곤 한다. 자신이 아이를 제대로 키우지 못해 생기는 문제라고 생각하기 때문이다. 아이의 문제 행동, 정말 부모 탓일까?

20년 넘게 소아정신과 의사로 일해온 저자 김영화는 사춘기 문제 행동이 부모 때문이 아니라 뇌 기능 장애 때문에 발생한다고 설명한다. 청소년들이 보이는 이상 행동은 사춘기라는 이유만으로 하는 행동이 아니라 아이들이 보내는 위험 신호일 수 있다는 것이다. 하지만 단순한 관찰만으로는 사춘기 행동과 뇌기능 장애에 따른 행동을 구분하기 어려운 것이 사실이다. 이에 그는 정신적인 문제가 생겼을 때 아이가 어떻게 행동하는지 체크리스트를 통해 확인할 수 있게 한다. 또한 아이들의 뇌에서는 어떤 일이 일어나고 있고, 뇌기능 장애로 고통받는 아이들에게 필요한 치료는 무엇이며, 집에서 그들을 어떻게 도울 수 있는지 알려준다.

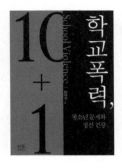

학교폭력, 청소년 문제와 정신 건강

- 김영화 지음
- 2012년 6월 11일 발행 | 사륙판 | 160면

아이들의 정신 건강을 위협하는 '학교폭력'
날로 진화하는 학교폭력으로부터 우리 아이들을 어떻게 구해야 할까?

이 책의 저자는 학교폭력의 가장 큰 원인을 부모 세대 때와는 현저히 달라진 지금의 청소년 문화로 꼽는다. 오늘날 청소년들은 예전과는 크게 달라진 가정과 학교, 사회적 환경 속에서 자라고 있다. 가정은 핵가족화되었고, 많은 부모가 자녀를 과잉보호하고 있다. 초·중·고등학교는 각각의 의미를 상실한 채 좋은 대학에 들어가기 위한 입시 도구로 전락했다. 또한 현대 사회의 미디어 환경은 청소년들에게 유해한 정보를 아무런 제재 없이 제공하고 있다. 인터넷 게임 중독도 학교폭력과 관련이 깊다.

이 책은 학교폭력과 관련된 10대 청소년들의 정신 건강 문제를 다루었다. 특히 가해 학생과 피해 학생의 주요 특징과 학교폭력 예방법 및 대처법을 설명하여 각 학교와 가정에서 아이들을 올바르게 지도하고 도울 수 있도록 하고 있다. 또한 청소년 아이들의 심리 상태를 알아볼 수 있는 충동성 및 공격성 척도, 집단 따돌림 진단 척도 등을 수록하였으며, 피해 학생과 가해 학생, 방관 학생의 심리적 문제와 지도법도 제시한다. 아울러 미국, 영국, 프랑스, 스웨덴 등 선진국의 왕따 방지 프로그램, 개입 프로그램 등 선진국에서 시행되고 있는 학교폭력 예방책을 소개한다.